健康中国之全民健身运动系列丛书

放飞自我
——健身走跑运动

FANGFEI ZIWO

JIANSHEN ZOUPAO YUNDONG

主 编 徐建荣 刘昌亚

参 编 鲍 捷 张 庆

U0395659

苏州大学出版社

Soochow University Press

图书在版编目（CIP）数据

放飞自我：健身走跑运动／徐建荣，刘昌亚主编
. —苏州：苏州大学出版社，2021.3
（健康中国之全民健身运动系列丛书）
ISBN 978-7-5672-3465-9

Ⅰ.①放… Ⅱ.①徐… ②刘… Ⅲ.①步行—健身运
动—基本知识②健身跑—基本知识 Ⅳ.①R161.1②G822

中国版本图书馆 CIP 数据核字（2021）第 024462 号

书　　　名：放飞自我——健身走跑运动

主　　　编：徐建荣　刘昌亚

责任编辑：周凯婷

装帧设计：吴　钰

出版发行：苏州大学出版社（Soochow University Press）

出 品 人：盛惠良

社　　　址：苏州市十梓街 1 号　邮编：215006

印　　　刷：南通印刷总厂有限公司

邮购热线：0512-67480030

销售热线：0512-67481020

开　　本：787 mm×960 mm　1/16　印张：11.25　字数：177 千

版　　次：2021 年 3 月第 1 版

印　　次：2021 年 3 月第 1 次印刷

书　　号：ISBN 978-7-5672-3465-9

定　　价：39.80 元

健康中国之全民健身运动系列丛书

编委会

顾　问　王家宏　周志芳

编　委（排序不分先后）

陈　俊　季明芝　陆阿明

张达人　陈瑞琴　朱文庆

宋元平　马　胜　徐建荣

王正山　张宗豪　王　政

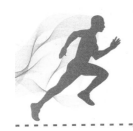

前　言

　　改革开放以来，我国经济、社会、文化等领域得到了快速发展，取得了举世瞩目的成就。伴随着社会的不断进步和人民生活水平的逐步提高，"健康"已成为广大人民群众关注的热点。科学、有效地参加体育运动，提高身体素质、增进健康水平，已得到国民的广泛认可。

　　党的十八届五中全会审议通过《中共中央关于制定国民经济和社会发展第十三个五年规划的建议》，将建设"健康中国"正式上升为国家战略，特别提出要"发展体育事业，推广全民健身，增强人民体质"。

　　将"全民健身"上升为国家战略，体现出党中央、国务院对体育事业，尤其是全民健身工作的高度重视和亲切关怀。在此时代背景下，如何契合国家政策的相关要求，深刻领会"健康中国"的丰富内涵，科学构建公共体育服务体系，大力开发全民健身路径、推动全民健身的深入持续开展等，是广大学者需要深入思考的问题。

　　在众多的健身项目中，形式简单、场地灵活的健身走和健身跑，俨然已成为全民健身的代名词：健身走已经成为一股席卷全国的热潮，城市公园、绿地、学校操场、步道、河畔等，处处可以看到健身走爱好者的身影。这一运动项目已经不再让人感到枯燥乏味，而是受到了越来越多民众的喜爱。城市马拉松赛是当前我国大众健身跑的主要开展形式。自 2010 年以来，我国的城市马拉松赛数量由

2010 年的 20 余场，"井喷"至 2018 年的 1 000 余场，增长 50 余倍，令人兴奋。

　　健身走与健身跑之所以风靡全国，不仅与国家政策的积极引导、政府职能部门的大力支持、走跑运动"门槛"相对较低有关，也与走跑运动更贴合广大民众的健身需求特征有关。可以说，人们日常生活方式的改变、经济社会发展水平的提高、体育活动资源的丰富及体育产业市场的繁荣等，共同催生出健身走与健身跑在全国范围内蓬勃发展的景象，成为全民健身中一道亮丽的风景线。

　　然而，在健身走与健身跑运动兴起的背后，有些问题却让我们陷入沉思：不科学、不合理的运动方式，常导致机体过度疲劳，引发足底筋膜炎、跟腱炎、骨膜炎、肌肉痉挛、肌肉胀痛、重力性休克等症状；或是不当运动易引发神经系统、部分器官高度紧张而发生的运动性伤病；运动前未进行充分的准备，导致在运动中出现昏厥、猝死等现象。上述现象的产生，给健身者本人及其家人带来了无尽的烦恼与痛苦。体育运动有其一般规律，深知、敬畏并认真执行，方能避免意外事件的发生，取得良好的健身效果，健身走与健身跑亦不例外。

　　本书分"健身走跑运动概述""健身走跑的基本技术与练习方法""健身走跑锻炼计划的制订与效果评定""健身走跑中常见的身体疾患、损伤与防治""不同人群的健身走跑""健身走跑的装备选择""群众性走跑健身活动的组织与安排""健身跑的日常训练与参赛""健身走跑运动营养指南""走跑健身运动常见问题问答"十个章节进行阐述，从健身走与健身跑的发展现状、基本特征、基本技术要求、如何制订走跑锻炼计划与评定锻炼效果、健身走跑中的常见运动损伤与防治、不同人群参与健身走跑的注意事项、如何选择健身走跑的运动装备、如何针对性地进行健身走跑的训练及如何科学安全地参赛、健身走跑中如何正确地补充营养及常见问题与解答等视角，对健身走与健身跑进行较详细的论述与阐释。以期为广大健身走与健身跑爱好者科学安全地参与走跑锻炼，提供一定的理论指导和实践参照。

　　本书由徐建荣、刘昌亚担任主编。参与编写的人员有徐建荣（第一章、第二章）、刘昌亚（第三章、第五章、第六章、第七章、第九章）、鲍捷（第四章），张庆（第八章）。全书由徐建荣、刘昌亚拟定编写大纲并统稿。

　　在编写本书过程中，我们借鉴了有关的文献资料，并得到了苏州大学出版社的大力支持，在此一并致谢。由于编写时间仓促、作者水平所限，书中内容难免存在值得商榷、探讨之处，敬请斧正。

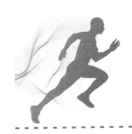

目　录

第八章　健身跑的日常训练与参赛

第九章　健身走跑运动营养指南

第十章　健身走跑运动常见问题问答

第一章　健身走跑运动概述

第一节　健身走跑的概况

一、健身走跑运动的产生与发展

走与跑是人类与生俱来的基本能力，也是人类生存繁衍的技能。在原始时代，人类为了存活下去，必须与恶劣的自然环境、凶猛的飞禽走兽等进行斗争，强大的走跑能力是必须具备的条件之一。为了躲避自然灾害和凶猛野兽的攻击、追逐猎捕野兽，原始人类必须具备快速走跑及长距离奔跑的能力，否则将会被自然界淘汰。在人类漫长的进化史和久远的生活实践中，人类不断重复着走跑动作，逐渐形成了正确、合理的走跑技能。

伴随着社会生产力的不断向前发展，人类社会的物质文明和精神文明持续提升，人类逐渐从简单的"劳动束缚"中脱离出来，走、跑不再作为人类谋求生存的基本技能，而被视作增进身体健康、增强身体素质的重要方式和途径，这在物质文明、精神文明高度发达的当今社会更是如此。

当今时代，社会生产力水平高度发展，社会、经济、文化等领域的发展同步提升，人们的生活水平和质量也在逐步改善。而伴随着以上变化，各种社会问题逐渐"浮出水面"，其中人们的身体健康水平的下降是一个重要的、引起广泛关注的问题：高血压、糖尿病等病症日益严重，病患人群数量逐渐上升。因此，"加强运动，远离疾病，追求健康"的观念，逐渐被越来越多的人认可。

在种类繁多的健身运动中，有氧运动受到了众多健身人群的关注和追捧。有氧运动，是指人体在氧气供给充分的前提下，进行的体育运动（锻炼），即在运动过程中，人体摄入的氧气与需求相等，生理状态保持相对平衡。运动强度低、持续时间久、具有明显的节奏和规律等，是有氧运动的主要特征。有氧运动包括慢跑、快走、游泳、健身舞蹈、太极拳、滑冰等。其中，健身走跑运动因其技术难度低、运动形式简单、运动成本低廉、对场地器材的要求不高等特点，在广大民众中逐渐流行，成为大众的一种最基本、最常见的健身方法。

在健身走跑日益风靡的今天，其开展形式与风格也趋向多元化：在普通走跑形式的基础上，逐渐衍生出赤足走、踏石头走、水中跑等多种形式的健身走跑，呈现出丰富多彩的运动状态。虽然形式各异，但健身走跑的运动目的、技术要领、动作要求、注意事项等基本相同，使得人们在健身中更加随心所欲、轻松快乐。

二、国外健身走跑的发展概况

健身走跑运动在国外开展广泛，众多人群从中受益良多，为生活增添了许多乐趣。曾有人这样描述过西方生活："20 世纪 50 年代流行饮酒，60 年代是吸食毒品，70 年代以后是跑步。"许多西方民众通过运动的方式测试自身的运动能力，并在越来越多的国家流行。

在世界各地，健身走已成为健身爱好者钟爱的健身方法之一，因为健步走是一种较好的锻炼手段，不需要太多的体力，不受器械、时间、场地的限制等。据报道：美国常年参加步行运动的人数约 5 000 万，即 4 个美国人中，就有 1 人参加健身走，且每周至少 2 ~ 3 次，健身走已成为一项风靡美国的大众体育运动。在健身走的"热潮"影响下，徒步旅行悄然兴起：每逢节假日，美国民众身着休闲装，肩背旅行包，走出城市、走入乡村，体会平时在城市工作生活中没有的"闲情逸致"。

英、法等国的部分健美学校，将"大步疾走"列入必修课。专家认为：大步疾走可以有效消耗人体脂肪，改善"水桶腰"，修正不良的行走姿势，使腿部肌肉得到锻炼，增强肌肤弹性等。在新加坡、韩国等国的中小学，教师鼓励学生在家庭—学校的往返途中，多做大步疾走的锻炼。保健专家认为：少年儿童经常进行大步疾走，有助于肺活量和肌肉耐力的提高，可以降低因过度激烈的体育运动而身体发育不良的风险，同时可以促使大脑积极休息，提升学习效率。

在经济发达的英、法、美、日等国，健身跑这一运动项目有广泛的民众基础：因为健身跑在任意时间、任何地点都可以开展，这项运动既不需要特殊的装备，又不受性别、年龄、职业等限制，并且可以在较短的时间内取得较好的运动效果。在英国，一年四季总有数以万计的群众聚集在海德公园进行慢跑；在慢跑的人群中，有身材壮硕的青年，有年逾古稀的老人，也有率真可爱的儿童。不同的人们，因跑步而欢聚一堂，其乐融融。在法国巴黎，广场、公园、乡村小路等，是人们理想的健身跑场所，人们尽情地奔跑，放松身心。美国参与健身跑的人群数量众多，有 1/4 的民众坚持每天慢跑约 5 千米并且乐在其中。正是基于广泛的群众基础，世界上第一个城市马拉松赛在 1897 年诞生于美国的波士顿。其后，纽约、芝加哥等城市相继举办城市马拉松赛，众多民众参与其中，健身跑风靡美国。在日本，人们参与健身跑的热情同样高涨，参与人数较多，但场地数量有限，因此，日本政府拨付专项资金修建健身跑场所，包括供慢跑爱好者使用的"利根公园"、安装照明设备的晚间慢跑场地等。

世界各个国家根据本国的实际情况，举办形式各异的健身跑活动和健身跑竞赛，为广大健身跑爱好者搭建了许多的运动平台，使人们身临其境，乐跑不疲；通过多种健身路径，共同助推世界健身跑运动的蓬勃开展（图1-1）。

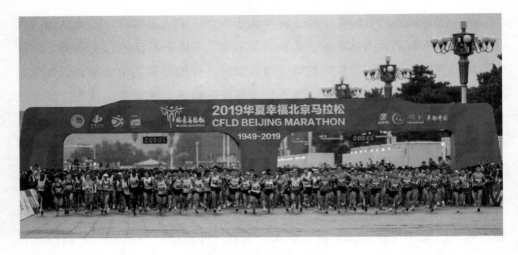

图 1-1　健身跑爱好者

三、国内健身走跑的发展概况

健身走跑在我国有着悠久的历史：有"诗豪"美誉的北宋著名词人苏东坡，其推崇的健身良策是"散步逍遥、步以当车"，因此写出了"竹杖芒鞋轻胜马，谁怕？一蓑烟雨任平生"的千古佳句；在元代，长跑已经成为当时的一个比赛项目，被称为"贵由赤"，在很多典籍中均有记载。可见，我国的健身走跑产生较早，源远流长。

1995 年，中共中央、国务院颁布实施的《全民健身计划纲要》是国家发展社会体育事业的一项重大决策，是 20 世纪末和 21 世纪初我国发展全民健身事业的一个纲领性文件。此后，全民健身运动在全国范围内蓬勃开展起来，健身走与健身跑成为人们热聊的话题及必不可少的健身运动。

1995 年 5 月，北京市陆续举办了"万人步行""万人登山"等比赛，吸引了众多民众广泛参与；天津市通过多渠道宣传，倡导城市居民积极参与健身走活动；广西壮族自治区则由领导干部牵头，广泛开展健身走活动并号召民众积极参与锻炼；大连市创办了全国第一家步行健身俱乐部，而且数量在逐年增加。清晨和傍晚，在街头巷尾均可看到或三三两两，或成群结队的健身走爱好者，不少大连市民已经将健身走作为其上下班的主要交通形式。可见，在《全民健身计划纲要》的科学指引下，中国参与健身的人群日益增多，健身方式也日趋丰富，而健身走则是广大民众钟爱的健身方式之一，引领人们大步地迈向健康生活。

与健身走相似，健身跑同样得到了我国民众的追捧与青睐：全国各地适逢重大节日，都会举办规模庞大的群众性长跑活动，如冬季长跑活动、迎新年长跑活动等，参与人群来自社会各界，蔚为壮观；随着健身跑的普及与发展，为了对参与者进行更好的组织与管理，各类长跑队和健身跑俱乐部纷纷成立，遍及各大城市；与此同时，群众性的健身跑竞赛活动数量也呈现出明显的增长态势。1981年创办的北京国际马拉松赛（以下简称"北马"），是我国第一个既有精英选手参赛，也有普通群众参赛的马拉松比赛。因此，北京国际马拉松赛也被称为"国马"。"北马"的成功举办，既为我国其他城市举办马拉松赛提供了有益借鉴，更为健身跑爱好者提供了一个绝佳的展现自我、超越自我的竞技舞台，有效地推动了群众性健身跑活动的良性开展（图1-2）。此后，城市马拉松赛在我国迅速

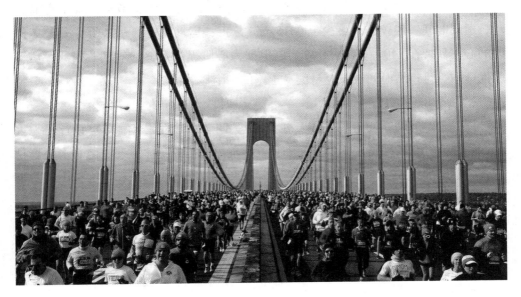

图1-2 盛况空前的北京国际马拉松赛

发展起来，尤其在 2011 年后，比赛数量逐年递增。以 2018 年为例，全年的城市马拉松赛数量已达到 1 581 场，参赛人次达到 583 万，令人惊叹。健身跑赛事的增长、参与人群的增多，体现出我国经济的快速发展和社会文明程度的持续提高，更体现出普通群众对健身跑的由衷热爱和竞相追捧。可以相信，群众性的健身跑活动，将会伴随着我国各项事业的全面发展而继续前行。

四、健身走跑的主要特征

（一）参与人群广泛

有些运动项目运动强度大、刺激性强，需要消耗大量的体力，对参与者的年龄、性别、体能等都有明确的要求，只适宜特殊人群（如青少年、中年人等）。相比一些需要掌握一定的运动常识和技巧的项目，健身走和健身跑因其具有动作舒缓、运动强度可控、运动环境安全等特点，故深受各个年龄段人群的喜爱。

（二）运动强度适中、可持续时间较长

健身走与健身跑是在氧气供应充分的前提下进行的体育锻炼，属于有氧运动，运动时间一般较长，最少也在 15 min 以上；运动强度属于中等，一般运动时的心率保持在 140～150 次/min，以保证为心肌提供足够的氧气。因此，运动强度适中、可持续时间较长，是健身走跑的一个显著特征。

（三）有一定的技术要求

健身走跑运动有一定的技术要求，掌握正确的技术对于健身爱好者较为重要，能帮助健身者保持正确的运动姿势，体现出健美的身体形态。健身走与健身跑各有不同的技术要求。健身走的要求是：两脚应沿直线行进；抬头挺胸，平视前方，两臂协同两腿摆动并用力均匀，身体重心保持稳定减少高低起伏。健身跑的要求则是：上体保持适度前倾，两腿循环交替完成后蹬与前摆动作；以肩关节为轴屈肘前后协调摆动，呼吸自然且有节奏；等等。因此，有一定的运动技术要求，也是健身走跑的一个重要特征。

（四）内容与形式多样

健身走的内容与形式多样，主要有普通走、队列行走、特殊形式走、长距离

疾走及拓展性走等。健身跑的内容与形式同样丰富，包括间歇跑、短程健身跑、常规健身跑、耐久跑、变速跑、定时跑、倒退跑等。可见，内容与形式多样，是健身走跑的另一个显著特征。

（五）对场地、装备的要求较低

健身走跑的场地灵活多样，可因地制宜：城市人行道、城市公园、健身步道、海滩、沙地、森林等都是合适的场所，如能保证参加锻炼人员的人身安全，均可以作为活动场所。对于运动装备，健身走跑一般只需 1~2 套运动服、1 件外套（秋、冬季用）、1~2 双运动鞋即可参加锻炼。可以看出，较低的场地和装备要求，是健身走跑的又一个明显特征。

第二节　健身走跑的作用

一、健身走跑对人身体的作用

（一）心血管系统

心血管系统是机体重要的运输通道，其管道遍及机体各部分，一方面将血液中富含的氧气和营养物质输送到机体各组织器官，以供各组织新陈代谢之用；同时，将身体内产生的代谢产物（包括二氧化碳、其他废物等）回输心脏，之后由肺、肾等器官排出体外。因此，心血管系统是维系人类生存活动的重要机体系统。

然而伴随着经济的飞速发展，人们对物质、精神生活的要求逐步提升，生活工作节奏加快，诸如饮食结构不合理、作息时间不规律、缺乏适度的运动等现象产生，随之而来的是各种疾病的频发：恶性肿瘤、糖尿病、心血管疾病等正在"侵袭"人类，且患病人群呈现出年轻化的趋势，越来越多的年轻人患上了本应在其老年阶段易患的疾病，令人担忧。这其中，心血管疾病位列人类死亡的三大疾病之首，其危害性极大。而中老年人由于年龄、体质等问题，极易患心血管类疾病，如心肌梗死、动脉硬化、冠心病、心绞痛、心肌炎等。为了应对上述疾病，增强心肌能力、提升心血管生理机能是一条有效途径，而健身走跑运动则是实现上述目标的较好手段。

经常从事适宜的健身走跑运动，可以使机体心血管系统的功能得到一定的提高，表现在多个方面。首先，心肌发达，心腔增大。长期进行走跑锻炼，可以使心脏肌肉逐渐发达、有力，胸腔也随之增大。其次，进行长时间的走跑练习后，心血管系统的功能逐步提升，心肌收缩蛋白和肌红蛋白含量增加，人体内的毛细血管也逐渐增多，继而拓展血液流动的"通道"，供血量也得到增加，使机体各肌肉组织可以利用更多的氧气，降低胸闷、心痛、心慌等风险的发生。再次，心血管回输代谢产物的能力也相应增强，提升骨骼肌的耐力，使其不易疲劳。最后，合理的走跑运动，对于降低血脂、稳控血压，治疗和预防心脏类疾病，也有积极的功效。由此可见，通过科学有效的健身走跑运动，可以增强机体对氧气的需求，继而激发心脏和血管的活动能力，促进心血管功能的不断提升。

（二）呼吸系统

经常参加健身走与健身跑锻炼，对于促进呼吸系统机能的提升，具有积极意义。人体在走跑时，为了保持连续的能量补给，需要耗费大量的氧气和养料，同时产生许多二氧化碳。在这种状态下，人体呼吸系统需要"超负荷"工作；长此以往，可以促使呼吸系统的机能不断提升。具体而言，表现在以下两个方面：

（1）增强呼吸肌。呼吸肌工作能力的增强，源自两种途径：一是呼吸深度的加大，二是呼吸频率的加快。而在健身走跑运动过程中，为了摄入人体各组织器官所需要的足够的氧气，需要加快呼吸频率、加大呼吸深度。因此，通过走跑，可以使肺部容纳更多的空气，顺利、充分地完成运动中的气体交换，扩展呼吸运动的幅度，增大胸围，使呼吸肌变得发达。

（2）增大肺活量。肺活量是反映肺的储备力量和应答能力，也是反映呼吸系统最大工作能力的指标。即肺活量的增大，直接反映出机体肺部储蓄能力和适应能力的提升，也可以降低工作、生活、学习中出现"哮喘、胸闷、呼吸急促、易疲劳"等现象的概率，同时对预防呼吸系统的常见病（支气管哮喘、支气管炎等）有积极作用。一般而言，普通青年男子的肺活量为 3 500 ~ 4 000 mL，青年女子为 2 500 ~ 3 000 mL。少年、儿童相比于青年偏小，中老年人随着年龄的增长，肺活量也相应减小。长期参与走跑运动的锻炼者，肺弹性增大，呼吸肌力量增强，肺活量较普通人而言，也增大很多，可超出正常值 20% 左右；呼吸深度增大。不从事体育锻炼的人，其呼吸特征是浅而快。安静状态下，青年人的呼吸次数为 12 ~ 18 次/min，女性比男性稍快，少年、儿童和老人比青年人快。从事有规律的健身走跑锻炼，可以增大呼吸的深度，减少呼吸的次数。不同运动能力的走跑爱好者，其差别愈加明显。能力较强的走跑爱好者，会利用加深呼吸深度的方法提升换气效果，在运动中呼吸舒缓、动作平稳。而不参加运动的人，呼吸深度浅、呼吸次数多，导致换气效率低下，表现为运动时"喘粗气，易疲劳"等特征。可以发现：通过系统的健身走跑锻炼，可以增强呼吸肌的工作能力、增大机体肺活量及增大呼吸深度，继而形成正确的运动呼吸方式和节奏，加快新陈代谢和呼吸系统与外部环境的气体交换，达到锻炼身心的目的。

（三）运动系统

人体骨骼的代谢主要经历三个阶段：骨骼的形成、骨骼的吸收及骨骼的再生，三个阶段既相对静止又相辅相成。

骨骼的形成是由骨细胞形成骨质，骨质再生成骨骼，通过不断地新陈代谢促进骨骼的生长。对于青少年而言，由于其正处于身体发育的黄金阶段，骨骼发育速度较快，此时注重营养的补充并辅以适度的锻炼，可以增进骨骼对钙、磷等微量元素的摄取，促进生长发育。其中，骨质的密集度对人体健康具有较大的影响。而骨质的密集度与人们参与体育锻炼的成效和儿童少年时的饮食习惯息息相关。一般来说，骨质的密集度越高，患有骨质疏松疾病的可能性就越低。健身走跑是人们克服自身体重进行的锻炼，有规律地参加健身走跑运动，可以减缓骨质的老化速度，甚至有促进其生长的可能。长期坚持健身走跑，可以加快骨的新陈代谢，改善骨的血液循环；促使骨密质增厚、骨骼粗壮，使骨骼肌肉附着点有明显凸起；根据张力和压力的不同，骨小梁的排列更加整齐有规律，在骨的形态和结构上产生较好的效果。在形态结构发生变化的同时，骨变得更加粗壮和坚固，在抗折、抗扭转、抗压缩等方面的性能都得以同步提升。此外，通过健身走跑，可以提升肌肉的充实度，激发线粒体中氧化酶的活性，提高骨骼肌持久工作的能力，改善关节灵活性，塑造健美体形。同时，走跑锻炼可以使下肢肌肉更发达，使胸部和腰部的肌纤维更粗壮；增厚下肢关节囊周围韧带，提升其弹性和伸展能力，降低发生脱臼和扭伤的风险；等等。依此可知，通过适宜的健身走跑运动，可以有效促进骨骼的新陈代谢和生长发育，提升肌肉的活性及其持久工作的能力，从而提升机体运动系统的工作能力和效率。

二、健身走跑对人心理的作用

科学有效的健身走跑运动，可以增进身体各器官系统的生理功能，提升其工作效率，增强体魄，这是毋庸置疑的。同时，健身走跑运动对人的心理状态也能产生直接的影响。这是因为人的心理状态的优劣受其健康程度的影响，并直接影响到人的情感、行为、进取心、责任心、人生观及对周围事物的态度等。在当今这个信息化的时代，不同年龄、不同性别、不同职业、不同社会层次的人们，均面临形形色色的无形压力。大部分人为了适应各自不同的工作、学习、生活现状，时时刻刻处于精神紧绷的状态；而这种状态使人们高度紧张并产生精神压力，使得人的心理状态产生波动和变化，这对健康极其不利。

采用健身走跑运动的方式，对于缓解精神压力、舒缓情绪，具有积极的作用。因为在优美的环境中进行走或跑，可以提高中枢神经系统的功能，改善诸如神经传导与反应、神经冲动与抑制等机能，使人思维敏捷、反应迅速、判断准确，激发人体抵抗寒冷、炎热、伤痛、孤独等环境、生理、精神等层面压力的防御机制，提升人体对外界刺激的应答力等。凡此种种，使得运动中的人们不仅可以从身心感受到大自然的生机盎然，减缓其在工作、生活、学习中遭遇的紧张、疲惫、压抑、烦恼及忧虑等不良心绪，还可以使人心胸开阔、精神愉悦、充满活力，对未来的工作、生活等充满期待和信心，及时调节不利于人的心理的因素。

此外，健身走跑对人的思想情感、个性的完善与发展也起着举足轻重的作用，同时可以激发人的坚韧性和自信心，将人塑造成努力、踏实、刻苦、对事业孜孜以求、乐观向上和不断前行的探索者。由此可知，长期、系统的健身走跑，对人的心理状态有直接、积极、有效的影响。

三、健身走跑对人社会适应的作用

人的智力要素由感知觉、记忆、思维、思想和注意等组成，掌控心理活动的器官是大脑。各种刺激通过感觉器官的传导刺激大脑，使人产生多种不同的心理活动，继而影响人的各种社会行为。

在进行走跑锻炼时，肌纤维产生紧张感并开始活跃地工作，从而刺激大脑的活动。因此，长期坚持健身走跑，可以通过神经反射促进神经细胞发展，活跃大脑半球使其逐渐发达，释放脑啡肽和内啡肽并参与新陈代谢，从而更加全面地发展大脑，使其功能更健全，主要体现在大脑机能、发育程度，心理、思维、判断、记忆等方面的提升。

与此同时，人们在健身走跑运动过程中，会直面许多困难和挫折，譬如身体出现短暂疲劳感和不舒适感、对坚持到终点的信心不足及严寒酷暑的气候等。这样的过程，是对人意志的最佳检验。意志是一种心理现象，受人的理智支撑与掌控，表现在外部就是人能否自觉地战胜困难的心理过程，也是人社会适应的一个很好反映。人的意志强弱有别：有的人意志坚定，勇往直前，具有战胜困难、迎难而上的决心和勇气，此类人的社会适应能力较强；有的人意志薄弱，萎靡退缩，害怕失败，这类人的社会适应能力则较差。因此，健身锻炼效果可以折射出人的社会适应能力的优劣；也可以通过适宜的练习方法与手段，提高人的社会适应能力。

另外，参加健身走跑活动，可以拉近人与人之间的距离，加强彼此间的交流与沟通，能够营造出一种与日常生活中以语言为媒介进行交往不同的关系，使人们彼此解除戒备、敞开心扉，形成诚信、关怀、协作、公平、文明的思想品质和人格，这对于人的社会适应大有裨益。

因此，坚持走跑健身对于人的社会适应能力提升具有重要影响。

第三节　走跑运动的分类

根据走跑运动不同的项目和种类，可以对走跑运动进行不同的分类。如果根据运动环境和场所进行分类，可以将走跑运动分为户外走跑和室内走跑。以下主要对户外走跑及室内走跑的相关知识和优缺点进行分析、比较，为健身爱好者选择不同环境进行走跑运动提供参考。

一、户外走跑

户外走跑，就是在非室内环境中进行走跑运动。在开放的空间内（特别是风景宜人的自然环境中）走跑，既可以达到运动效果，又可以愉悦身心，减少负面情绪。户外跑步时能接触阳光，让身体产生更多维生素 D，维护人体健康。此外，在户外跑步，路线状况复杂多变，路面坡度高低起伏，对韧带与肌肉的训练效果更佳，同时有助于提高跑者的平衡感。

对于热衷户外走跑的健身者而言，应尽量选择空气质量较好的时间段，即上午 10 点至下午 3 点进行健身走跑，尽可能规避一早一晚两个时间段，因为这两个时间段空气质量较差。但受工作、学习等因素影响，很多健身爱好者很难在最佳时间段进行锻炼。

进行户外走跑时，首先，应合理控制运动强度，一般强度即可。判定标准：以晨起的脉搏为参考指标，走跑时心脏每分钟的搏动数为晨起时的 1.4 ~ 1.6 倍。在运动中应以此为依据，科学进行走跑健身。其次，走跑的步幅宜小，以达到主动降低肌肉在每一步中的用力强度，降低疲劳感，尽可能延长跑步时间，达到提升健身者对走跑健身的兴趣的目的。最后，牢记量力而行的原则，根据自身的实际情况，选择适宜的户外走跑健身项目和运动负荷，避免过度运动对身体造成伤害。

户外走跑益处良多，但并非适宜所有人群，以下人群应慎重选择户外走跑健身运动。（1）患有胆结石、肾结石等隐性疾病的患者。因为剧烈的运动会激发体内潜在的病变，给患者造成不适。（2）腿部受伤者。在腿部伤势尚未痊愈的情况下，坚持走跑运动，会影响机体的恢复，且极易引发二次伤病，不利于健康。（3）患有严重的心脏类疾病的患者。走跑运动会使心率加快，机体的耗氧量增大，极易造成心脏病患者身体不适，甚至危及生命，应尽量避免。（4）退休人群。此类人群年龄偏大，身体机能处于下滑状态，应谨慎选择走跑运动形式，尽可能选择运动强度较低的慢走和慢跑。

二、室内走跑

室内走跑是较好的运动项目。其特点是不受外界环境（天气状况、场地条件、周边人群等）影响，占用空间小，易于普及开展，简单易学，适合不同年龄段人群等。

室内走跑可以促进心肺机能提升，合理锻炼上、下肢肌肉力量，提高机体耐力水平。依靠各类器械发展身体各部位的运动能力，锻炼平时不参与人体运动的肌肉，预防肌肉萎缩；同时，利用健身器材上展现的各项机体运动参数和部分生理指标，可精准地测算运动负荷，掌握身体能量消耗的动态数据，有效地控制体重，获得良好健身效果（图1-3）。

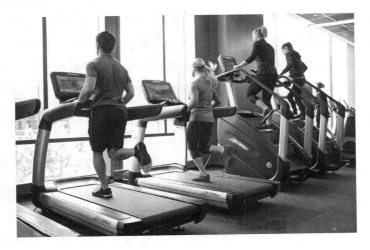

图1-3 参加室内走跑的健身人群

室内走跑对人体大有裨益，但在进行健身走跑时，有些事项尚需注意。（1）运动后不能立即休息。剧烈运动后，如果立即休息，肌肉的节律性收缩会停止，肌肉中的大量血液就不能回流心脏，这会使健身者血压降低，从而导致其脑部暂时性缺血，出现心悸、头晕、面色苍白，甚至休克等症状。（2）不能立刻淋浴。运动后如果立刻进行冷水淋浴，会使血管即刻收缩，加大血液循环阻力，降低机体免疫力，从而引发疾病。而立刻进行热水淋浴，则会增加皮肤内的血液流量，容易诱发心脏和大脑供血不足，导致头昏眼花、虚脱休克及其他慢性疾病。（3）不宜大量吃糖。部分健身者钟爱于在室内走跑运动后，补充碳水化合物物质或者甜品，认为有助于运动后的恢复。其实运动后食用甜食，会导致体内的维生素 B_1 大量消耗，使人感到疲倦、食欲不振等，影响机能恢复。（4）不能饮酒。剧烈运动后，人的机体器官处于亢奋状态，此时饮酒会使身体更快地吸收酒精成分并进入血液，对肝、胃等器官的损伤较大。

三、室内走跑与户外走跑的比较分析

在平时的生活中，人们提到的走跑运动，主要是指户外走跑。因为户外走跑不受时间、空间、环境等影响，人们可以自由自在地在开放的空间内进行健身运动。而室内走跑，则是在特定、封闭的空间内进行的健身运动，而且通常需要付费。因此，户外走跑与室内走跑有很多不同之处，主要表现在以下几个方面：

第一，字面表述的含义不同。室内走跑的运动环境是特定的、封闭的室内空间，在整个运动过程中，人被限制在相对狭窄的空间内；而户外走跑则是在开放的空间内进行的走跑运动，人所处的运动环境不断变换，也为运动增添了许多乐趣。

第二，室内走跑的优势在于简单、易操作，并且不受制于场地，即使是阴雨天健身者也可自由锻炼；而户外走跑虽也自由灵活，但较易受天气、地理环境等因素影响，譬如高温、冰雪、暴雨、地形崎岖等。

第三，就减脂效果而言，室内走跑具有一定效果，但其燃脂程度低于户外走跑，减脂效率相对较低。

第四，户外走跑与室内走跑的显著区别就是风的阻力和摩擦力。相比于室内，户外走跑需要克服更大的阻力，通过机体做功获取更大的动力。而部分形式的户外走跑，如山地行走、越野跑等，则需要耗费更大的体力。

第五，户外走跑既能锻炼到负责大腿的股四头肌，也能锻炼到负责推进身体向前的臀大肌和后群肌，训练肌群广，促进人体素质的全面发展；室内走跑，其动作过程主要是对抗重力向上走跑，没有明显的横向位移，主要锻炼髂腰肌和大腿前侧股四头肌，不能有效锻炼臀部肌群，训练肌群相对于户外跑偏少。

综上所述，无论是室内走跑还是户外走跑，都可以起到一定的健身作用，并不能说室内走跑或者户外走跑哪一种更好，只能说适合不同身体基础的人群及其需求而已。但是，不管是在室内还是在户外，走跑运动都须遵循科学的锻炼方法，若要达到锻炼或减肥的效果，也必须遵循若干客观的原则和方式。只有这样，才可以达到预期的健身效果。

第二章 健身走跑的 基本技术与练习方法

第一节 健身走跑的基本技术

一、正确的健身走基本技术

走是人类最基础的运动形式，在人们的日常生活中司空见惯。尽管每个人走步的姿势不尽相同，走的动作结构和基本技术几乎是一致的（图2-1）。

健身走技术示意1

健身走技术示意2

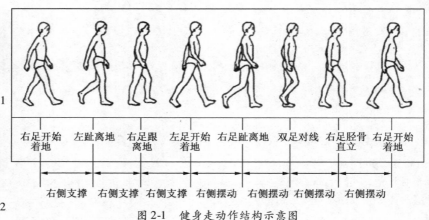

右足开始着地	左趾离地	右足跟离地	左足开始着地	右足趾离地	双足对线	右足胫骨直立	右足开始着地
右侧支撑	右侧支撑	右侧支撑	右侧摆动	右侧摆动	右侧摆动	右侧摆动	

图2-1 健身走动作结构示意图

（一）腿部动作

从动作的外显形式分析，走是一种单脚支撑与双脚支撑相交替的周期性位移运动。走步的一个动作周期是由一个复步构成的，而一个复步又包含两个单步，每一个双脚支撑构成了一个单步。

当人体向前迈步时，膝关节和脚尖都应正对前方，两脚交替向前迈进的过程中基本沿一条直线。脚着地时，依照足跟过渡到全脚掌的顺序。脚着地后，脚尖方向朝前稍偏外。在行进过程中，腿部动作应力求蹬伸有力、支撑平稳、与手臂的摆动动作协调配合等。

（二）身体姿势

人体的骨骼、肌肉、关节和行走的方式，共同决定行走时的身体姿势。行走时不同的身体姿势，对人体各内脏器官和运动系统将产生不同的影响。譬如，一个人采用"躯干正直、挺胸抬头"的身体姿势，有利于其胸廓和脊柱的正常发育；而如果采用低头含胸的行走姿势，久而久之，既会影响脊柱和胸廓的生长发育，又会影响心脏、肺等内脏器官的活动，对健康无益。因此，在进行健身走时，应保持合理的身体姿势：两眼平视前方，抬头挺胸，上体保持正直；两腿沿直线行进，一条腿后蹬时膝关节保持伸直，另一条腿在前摆时膝关节弯曲，而在着地瞬间保持伸直；两臂的摆动自然、放松，与腿部动作协调配合；行走时呼吸保持顺畅，根据不同的运动强度，保持良好的呼吸节奏。

（三）重心移动

在行走时，伴随着身体姿势的变化，人体重心的轨迹也各不相同。在单脚支撑阶段，人体重心向支撑腿一侧偏移并逐渐上升；而在双脚支撑阶段，身体重心则在两脚之间并逐渐降低。在整个行走过程中，人体重心的上下起伏幅度一般在 4 ~ 6 cm。此外，人体重心在上下起伏的同时，还伴有一定程度的左右摆动，幅度一般为 1 ~ 3 cm。行走时合理的重心移动，对于形成合理的行走动作、培养正确的行走姿态、促进身体各器官的良好发育，具有重要的作用。因此，正确的重心移动应包括：在单脚支撑阶段，身体重心应逐步由两腿之间转向支撑腿一侧；在双脚支撑阶段，身体重心应适度降低并由支撑腿转向两腿之间；注意行走过程中重心的起伏幅度，做到整个过程中身体重心上下起伏幅度较小（控制在4 cm左右），左右摆动不明显（控制在2 cm左右）。

二、合理的健身跑基本技术

在开展健身跑时，应注重形成合理的跑步技术。健身跑技术不同于专业的跑步技术，但也有独特的技术要求。一般来说，要求躯干正直或略微前倾，以大腿带动小腿，全脚掌接触地面，摆臂动作协调连贯，两眼平视前方，呼吸要有节奏感（图2-2）。

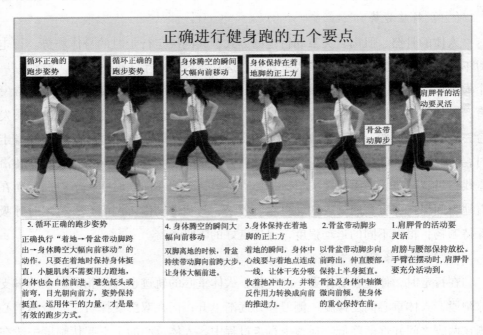

正确进行健身跑的五个要点

循环正确的跑步姿势 循环正确的跑步姿势 身体腾空的瞬间大幅向前移动 身体保持在着地脚的正上方 肩胛骨的活动要灵活

骨盆带动脚步

5. 循环正确的跑步姿势

正确执行"着地→骨盆带动脚跨出→身体腾空大幅向前移动"的动作。只要在着地时保持身体挺直，小腿肌肉不需要用力蹬地，身体也会自然前进。避免低头或前弯，目光朝向前方，姿势保持挺直。运用体干的力量，才是最有效的跑步方式。

4. 身体腾空的瞬间大幅向前移动

双脚离地的时候，骨盆持续带动脚向前跨大步，让身体大幅前进。

3. 身体保持在着地脚的正上方

着地的瞬间，身体中心线要与着地点连成一线，让体干充分吸收着地冲击力，并将反作用力转换成向前的推进力。

2. 骨盆带动脚步

以骨盆带动脚步向前跨出，伸直腰部，保持上半身挺直。骨盆及身体中轴微微向前倾，使身体的重心保持在前。

1. 肩胛骨的活动要灵活

肩膀与腰部保持放松。手臂在摆动时，肩胛骨要充分活动到。

图2-2　健身跑动作结构示意图

健身跑技术示意1　健身跑技术示意2

（一）上体姿势

对于大部分参与健身跑的人群而言，上体姿势有两种常见的错误动作：一是上体前倾过多；二是上体后仰较大。第一种错误会导致跑步时人体重心过度前移，影响每一步的距离（步长），增大背部肌肉的负担；而第二种错误会影响跑步时后蹬的实际效果，同时造成腹部肌肉过于紧张。因此，正确的上体姿势应是：上体略前倾（接近5°左右）或保持正直，跑动中躯干保持稳定，避免左右摆动；上体与头部保持在同一直线上，颈部和面部肌肉保持放松，双眼平视前方。

（二）腿部动作

在健身跑时，腿部的动作需要协调放松，在后蹬阶段无须充分地蹬伸。后蹬的角度稍大一些，后蹬的角度不需要太大。在一条腿后蹬的瞬间，另一条腿曲膝折叠前摆。在向前摆动的过程中，摆动腿的小腿应适当放松，借助大腿的前摆动作，膝关节领先并带动髋关节积极向前上方摆动。前摆时，大腿的摆幅不宜过大；前摆结束后，大腿积极向下用力，膝关节不宜故意向前甩动，而应伴随大腿动作自然伸直下落；在摆动腿即将落地的瞬间，先以足跟着地并快速滚动到全脚掌着地，也可以采用前脚掌或前脚掌的外侧自上而下着地，之后过渡到全脚掌。整个腿部动作应做到协调、连贯、柔和、放松。

（三）脚着地动作

在摆动腿下落过程中，膝关节应保持伸直。脚触及地面瞬间，膝关节应稍弯曲；脚着地的动作应采用富有弹性的方式，即前脚掌先着地，再是全脚掌着地，以缓解脚着地瞬间产生的强大冲击力，为此后的后蹬动作做好准备；脚着地的位置，应在身体重心投影点前1~1.5个脚掌的位置，以减小落地时产生的阻力；脚着地瞬间，应主动下落和向后扒地以抵制重力作用，充分拉伸小腿后的肌肉群。

（四）臂臂动作

健身跑时，臂臂动作要与躯干及腿部动作配合，做到协调放松、自然一致。正确合理的摆臂动作，可以起到维系跑动中的身体平衡、调整步频、提升腿部动作的实际效果等作用。摆臂阶段，肩部应充分放松，手臂弯曲，上臂和前臂呈90°夹角；两手放松呈半握拳姿势，前后摆动自然，向前摆动时稍偏内，向后摆动时稍向外，摆动幅度不宜过大，用力程度宜小；肘关节的角度伴随着跑步的不同阶段而变化，手臂处于垂直部位时，角度稍大，而手臂向前和向后摆动时，角度则偏小。

（五）呼吸

对于健身跑爱好者而言，在跑步中首先出现的不良反应是呼吸困难，这是由于在跑步时会产生一定的"氧债"，因此，需要强大的呼吸器官及正确的呼吸方法作为保障，否则难以保证健身跑的持续性和科学性。一般来说，只有人体呼吸器官每分钟吸入 120～180 L 的氧气，才能满足运动中机体的需求。而单纯依靠鼻部呼吸，无法摄入足够的氧气量。因此，在跑步过程中，一般采用口鼻同时呼吸的方法，增大氧气的摄入量。为了保障充分的氧气供给，需要一定的呼吸频率和呼吸深度，而呼吸深度一般比较稳定。因此，在跑步过程中，通常依靠呼吸频率来保持机体所需的氧气量。呼吸频率根据个体不同而有所差异，一般采用跑两步呼一次、跑两步吸一次，也有跑三步呼一次、跑三步吸一次，也有跑两步吸一次、跑一步呼一次等方法。而无论采用何种方法，都要保证呼吸自然，有节律，并有一定的呼吸深度，切不可出现"憋气"的现象。

在跑步过程中，如果出现呼吸节奏被打乱、身体不适等现象，应加大呼吸深度，适当调整跑速；待身体得到舒缓放松时，再调整呼吸节奏和跑速，进而提高健身跑效果。

第二节 健身走跑的练习方法

一、健身走的练习方法

健身走形式多样，种类繁多。其主要的练习方法包括慢步走、快步走、倒步走、上下楼梯走、赤脚走与踏石走、水中走、雨中走及多姿走等。

（一）慢步走

慢步走即指散步，是目前广泛流行的健身走练习方法。其特点是自然轻松、收放自如（图2-3）。

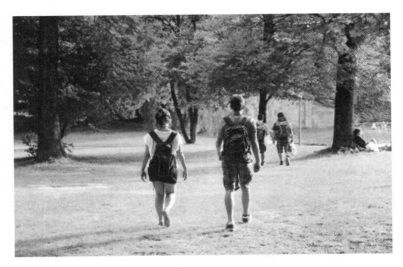

图2-3 慢步走动作示意图

1. 动作要领

慢步走的动作要领：躯干挺拔，挺胸抬头，双目平视前方；臀部和腹部略收紧，与脊柱保持在同一直线上；肩部放松，两臂自然下垂；两腿膝关节弯曲并交替前摆，支撑腿足跟先着地并滚动至脚前掌，摆动腿曲膝前摆并以足跟着地；手臂与腿部动作配合连贯，前后摆动自然、协调。

2. 步长和步速

慢步走的步长偏小，一般每步为 50 ~ 60 cm；步速偏慢，一般每分钟走25 ~ 30 m。

3. 特别提示

慢步走速度较慢，强度较低，深受各类人群的喜爱。但在慢步走的过程中，还需要注意以下方面：在开始运动前，应适当活动身体各关节，使身体各部分进行充分的准备活动；慢步走时应"放空自己"，做到心情舒畅、不为外物所扰；

慢步走时，合理控制步长和步频，选择适合自身的运动强度，以达到预期的锻炼效果；健身爱好者应根据自身的健康水平、运动基础、身体状态等因素，合理地选择步行的距离。即健康水平高、运动基础好、身体状态佳的人群，可以选择较长时间、较长距离的慢步走，反之相反；慢步走节奏慢、强度小、运动中能量消耗低，若要取得较好的效果，必须长期坚持、科学运用，不可"三天打鱼，两天晒网"。

（二）快步走

与慢步走相对，快步走的步长大、步速快、运动强度大、运动中的人体能量消耗大。其锻炼效果更接近于健身跑，但运动的安全性较健身跑更佳，较适合中青年人群（图2-4）。

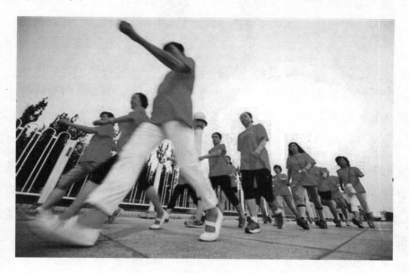

图2-4　快步走动作示意图

1. 动作要领

快步走的动作要领：在行进中上体适度前倾，挺胸抬头，略收紧臀部和腹部；摆动腿足跟着地后，前脚掌顺势落地，同时支撑腿积极蹬伸膝关节，带动人体重心向水平方向平稳移动，并尽量减小重心的上下起伏；两臂协调自然前后摆动，与腿部动作协调配合；上臂和前臂约呈90°夹角，手臂的前摆高度一般不超过胸部。

2. 步长和步速

快步走的步长相比于慢步走较大，一般为 70~80 cm；步频较高，步速较快，一般每分钟可以走 100~110 m。

3. 特别提示

在进行快步走时，需要注意以下几个事项：在开始运动前，应先进行适宜强度的准备活动，尤其是在清晨进行快步走时更应如此，要保证身体各器官、关节等进行充分的"预热"，防止运动中发生损伤；在锻炼过程中，应稳定自身的步长并保持连贯，若要提升运动强度，可通过加快步频、提高步速的方法，其运动效果更佳；不同年龄、性别、运动基础的人群，应根据自身实际，谨慎合理地选择适合自身的运动强度和节奏，做到既保证健身效果又兼顾安全；合理控制心率范围，为保证较好的锻炼效果，建议运动中的心率控制在 140 次/min 以内。

（三）倒步走

倒步走即倒退着进行走步，此种练习方式较正常的向前走，将消耗更多的体能并使心率加快。此外，倒步走也是发展人体平衡能力的一种良好的练习手段。

倒步走动作示意

1. 动作要领

倒步走的动作要领：上体保持直立，两眼平视前方；在倒退行进中，右腿支撑地面，左腿膝关节弯曲后摆下落，脚前掌先着地，之后过渡到全脚掌着地，身体重心也向左腿转移。此后，右腿重复左腿的动作，曲膝后摆下落着地，亦由脚前掌过渡到全脚掌；手臂动作自然、放松、协调，与腰部、腿部的动作协调配合，维持人体在运动中的平衡。

2. 步长和步速

由于行进方向的特殊性，倒步走的步长和步速，较正常走均偏小：步长一般为 1~2 个脚长，步速为 45~60 步/min。锻炼者可根据自身的不同情况，通过调整步长和步频，提高或减小步速。

3. 特别提示

在进行倒步走时，需要注意以下几点：应选择相对平坦、开阔、无障碍物的道路进行倒步走锻炼；刚开始练习时，应保持较小的步长、较低的步频，合理控制行进速度，使身体逐步适应这样一种特殊形式的走，循序渐进；在倒步走时，应保持注意力高度集中，不要被外部的环境干扰，防止跌倒；刚开始练习时，运动强度不宜太大，随着练习的深入，可逐步提高运动强度；倒步走的距离不宜过长，一般为 0.6 ~ 1 km，具体距离可因人而异；倒步走时应与同伴结伴而行，这样既可互相照顾又可彼此鼓励。

（四）上下楼梯走

上楼梯走示意

下楼梯走示意

近年来，在我国的各大城市中，上下楼梯走逐渐兴起，并成为普通民众非常喜爱的一种健身走的形式。

1. 动作要领

上下楼梯走的动作要领：在上楼梯时，上体稍向前倾斜，主动地弯曲膝关节并高抬大腿；在下楼梯时，上体稍后仰，身体各关节、肌肉保持适度放松；在上下楼梯时，手臂自然摆动并与腿部动作协调一致。

2. 步长和步速

上楼梯的速度应稍慢一些，接近于慢步走的速度；下楼梯的速度应比上楼梯的速度稍快一些。

3. 特别提示

在进行上下楼梯走时，应注意以下几个方面：上下楼梯走的运动强度比平地走略大，因此，每分钟的呼吸次数一般比平地走增加 3 ~ 5 次，每分钟的脉搏次数比平地走增加 5 ~ 10 次；每周坚持上下楼梯数在 800 ~ 1 049 阶较为适宜，这样的健身效果更好，不同年龄、性别、身体运动能力的人群，也可根据自身实际情况灵活调整；体力较差的人群在开始锻炼时，可先搀扶楼梯的扶手进行练习，尤其是要注意量力而行和安全事项。

（五）赤脚（踏石）走

赤脚走与踏石走是一种使双脚得以放松，使脚底筋骨、血管、肌肉、神经得到良性刺激的新颖的健身走形式（图2-5）。

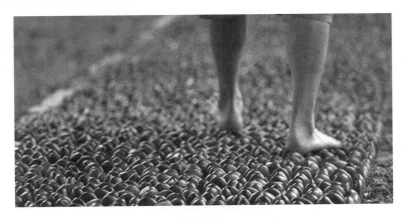

图2-5　赤脚（踏石）走动作示意图

1. 动作要领

赤脚走与踏石走的动作要领：躯干自然直立，两眼平视前方，肩部保持放松；左右腿弯曲膝关节前摆，当一条腿以足跟过渡到脚前掌的方式着地时，另一条腿曲膝前摆并以足跟着地；两臂前后自然摆动，并与两腿动作协调配合。

2. 步长和步速

赤脚走与踏石走的步长一般较小，步长为 40 ～ 50 cm；步速相比于慢步走偏慢，一般为 20 ～ 30 m/min；锻炼者可以根据自身的情况，进行灵活调整。

3. 特别提示

在进行赤脚走与踏石走时，应特别注意以下几个方面：应合理选择健身地点，仔细检查地面上是否有使脚底受伤的物质，如垃圾残渣、玻璃碎片、硬金属等；人体要保持放松和心情愉悦，步履舒缓从容，促进全身气血通畅、稳和；初次进行赤脚走与踏石走的健身爱好者，牢记量力而行，切不可贪多求全，急于求成；在赤脚走与踏石走的开始阶段，速度一定要慢，并慢慢感受石子按摩脚底的感觉。待脚底逐渐适应这种刺激后，根据实际情况慢慢提高步行的速度和增加步行的距离，做到稳步提升。

（六）水中走

水中走是一种新颖的健身走形式，深受民众的喜爱。由于是在水中行走，水环境及水的浮力，会使身体各关节受到损伤的概率下降。同时，水的动力会使运动阻力加大。因此，既可以保证一定的运动强度，达到健身效果，又可以减少运动损伤的发生，保障运动的安全性（图2-6）。

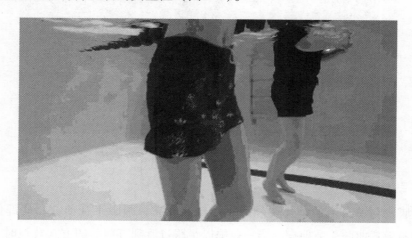

图2-6　水中走动作示意图

1. 动作要领

水中走的动作要领：最初按照慢步走的动作方法，在水中进行缓慢的行走；之后，随着人体对水环境的适应，逐步加快行走的速度，并可根据自身情况适当穿插水中的跳跃练习，动员更多的肌群参与到运动之中。

2. 步长和步速

水中走的步长稍偏大，一般为 65 ~ 80 cm；步速不宜过快，一般为 20 ~ 25 m/min。

3. 特别提示

在进行水中走时，应特别注意以下几个问题：水温应适宜，一般为 30 ℃，防止感冒；在下水前，先进行一些热身运动，使身体各关节得到预先的活动；初次在水中行走时，应注意采用较慢速度的行走方式，同时注意湿滑的地面，防止摔倒；根据自身的具体情况，合理地确定运动量和运动强度；若在锻炼中身体不适，即刻寻求医生或护理人员的帮助和指导。

（七）雨中走

下雨时清新的空气会使人感到心旷神怡，而空气中大量的负离子对人体也大有裨益。因此，雨中走相比于一般的步行，更有益于身体健康（图2-7）。

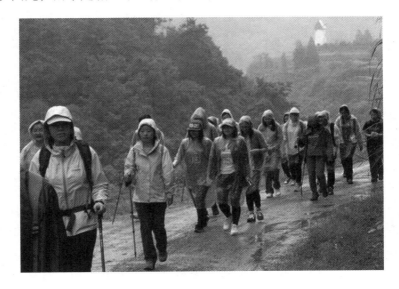

图2-7　雨中走动作示意图

1. 动作要领

雨中走的动作要领：挺胸抬头，上体自然直立，略收腹部和臀部，与脊柱保持在同一直线上；两臂自然下垂，肩部放松；两腿膝关节弯曲交替前摆，采用足跟过渡到脚前掌的着地方式，另一条腿曲膝前摆并以足跟着地；两臂前后自然摆动，并与两腿动作协调配合。

2. 步长和步速

由于是在雨中行走，步长一般偏小，每步长为 50~60 cm；步速不宜太快，一般为 30~35 m/min。

3. 特别提示

在进行雨中走时，应重点关注以下几个问题：对于身体健康状况一般的健身者而言，应对雨中走采取谨慎的态度，刚开始可先在小雨环境中走，逐渐适应后再进行新的选择和尝试；身患疾病者及不能受雨水冲洗的人群，不可采用雨中走的健身方式；雨中行走结束后，务必将淋湿的服装尽快换下，避免感冒、咳嗽、发烧等疾病的发生；换衣后尽可能冲个热水澡，以帮助血管舒张，加快血液循环，提高身体各器官的功能；雨中走应坚持不懈，做到"逢下雨必出行"，如此才能达到预期的锻炼效果。

（八）多姿走

脚尖走示意

脚跟走示意

多姿走是采用多种不同身体姿势的行走，常见的方式包括脚尖走、足跟走、内八字走和两侧走等。

1. 动作要领

（1）脚尖走的动作要领：足跟提起，用脚尖接触地面并向前行进，两臂配合腿部的动作前后协调摆动，身体自然放松并注意保持平衡。

（2）足跟走的动作要领：跷起脚尖，采用足跟着地的方式走路，同时两臂有节奏地前后摆动，以保持身体平衡。

（3）内八字走的动作要领：两脚尖内扣，两足跟呈"八"字分开，挺胸抬头，躯干直立向前行走，两臂前后摆动并与腿部动作协调配合。

（4）两侧走的动作要领：上体保持直立，肩部放松，采用全脚掌着地的方式先向右侧移动几十步，再向左侧移动几十步。

2. 步长和步速

由于是不同于正常姿势的行走，多姿走的步长略小，一般为 70 ~ 80 cm；步速偏慢，一般为 40 ~ 50 m/min。

3. 特别提示

在进行多姿走时，应注意以下几个问题：根据个人的实际情况，采用一种或多种多姿走健身方式，注意正确的走姿；可以将多姿走与其他形式的走相结合进行锻炼，也可以在其他健身走（如慢步走、快步走、水中走等）的准备活动或放松调整环节，穿插进行多姿走的练习；进行多姿走时，要特别注意道路状况，确保行走锻炼的安全。

二、健身跑的练习方法

健身跑种类繁多，形式各异，主要包括小步跑、高抬腿跑、原地支撑后蹬跑、变速跑、慢速长跑、倒退跑、侧身跑、旋转跑、水中跑、越野跑、登山跑等。

（一）小步跑

小步跑是一种常见的健身跑练习方法，对于增强人体关节的柔韧性和灵活性、提高动作速度，以及改善健身跑的基本技术，有着重要的影响。

小步跑动作示意

1. 动作要领

上体保持直立或稍前倾，注意不要后仰，将身体重心抬高，骨盆前送，全身舒展；膝关节保持放松，两腿交替曲膝抬起，大腿积极下压，小腿顺势前摆，以脚前掌着地，落地瞬间做出"扒地"动作，髋膝踝三关节保持伸直；两臂屈肘，两肩放松，两臂前后摆动并与腿部动作协调配合。

2. 注意事项

作为健身跑爱好者，初学小步跑时，应先进行适当的准备活动，如慢跑、拉伸肌肉关节、做徒手操等，防止出现运动损伤；初学者在技术动作的掌握上，不需要太注意动作细节，即动作不需要太规范、正确，自身感觉动作自然协调即可；随着健身时间的增加、健身强度的加大、自身运动能力的逐步提升，应对小步跑的动作细节进行认真的学习与反思，努力提高动作的规范性和精准度，不断提高技术动作的质量和跑步速度，提升小步跑的健身效果；在进行小步跑练习中，应注重与其他跑步练习的交叉融合。

（二）高抬腿跑

高抬腿跑也是健身跑中较为常见的一种练习手段，对于增强腿部肌群的力量，改善关节的柔韧性、协调性及提高动作速率和跑步成绩等，均有益处。

1. 动作要领

躯干直立或稍向前倾，将身体重心提高，骨盆前送，全身协调放松；摆动腿，大小腿保持折叠并呈90°夹角，大腿抬至水平，小腿放松自然下垂，脚尖勾起；支撑腿足跟抬起，髋膝踝三关节保持充分蹬伸，重心积极前送；两腿交替向前时，身体重心随之向前，两肩放松，两臂伴随着腿部动作自然、协调、放松摆动。

2. 注意事项

与小步跑相似，在进行高抬腿跑之前，应做好充分的准备活动，并重点拉伸活动下肢关节（髋、膝、踝关节等）；在初学高抬腿跑时，可以将躯干稍向前倾斜，摆动腿和支撑腿的摆动幅度可稍小，重点体会动作的完整过程；待对动作有了初步的了解和掌握后，注意提高动作的规范性和准确性，并可适当增加练习的数量和强度，达到预期的健身效果；练习中，强调不同健身跑练习之间的整合运用，提高练习效果；练习结束后，应进行充分的放松和整理活动。

（三）原地支撑后蹬跑

原地支撑后蹬跑示意

原地支撑后蹬跑是在原地完成跑步的后蹬动作，可以有效增强踝关节、膝关节、髋关节等的伸展力量，有助于加快跑步速度。

1. 动作要领

上体略向前倾斜，骨盆随之前倾，充分伸展后蹬腿，使踝关节、膝关节、髋关节充分蹬伸并保持在同一直线上；后蹬腿收腿，向前提拉膝关节，脚趾完成扒地、腾空、落地的连贯动作；另一条腿的膝关节领先身体其他部位向前上方摆出，左右腿交替，前摆腿随即转为后蹬腿，完成一个动作周期。

2. 注意事项

原地支撑后蹬跑属于运动强度较大的一类跑步练习手段。因此，对于中青年、青少年较适宜，老年人群不宜进行此类练习；在练习前，应进行充分的准备活动尤其是针对下肢关节、肌肉等，使人体各部分在运动前保持充分的伸展，防止受伤；应选择平整、坚固的场地开展此类练习，条件允许时，可以手扶墙完成后蹬跑练习，效果更佳；初学者应循序渐进，逐渐增加练习次数和加大练习强度，在掌握动作要领后，逐渐加大运动负荷，促进身体机能的提升。

（四）变速跑

变速跑是一种将慢跑与快跑结合起来的健身跑方式，是提高耐力素质的一种非常有效的练习方法，可以促进心血管系统、呼吸系统等的生长发育和机能的提升，深受广大健身跑爱好者的喜爱。

1. 动作要领

变速跑需要注意以下动作：健身跑者可以根据自身的实际情况灵活调整跑步速度、呼吸节奏等，譬如可采用慢速跑与中速跑相交替、中速跑与快速跑相交替等方法；慢速跑时，应注意手臂的摆动、呼吸节奏与腿部动作的配合，上体保持直立，身体重心保持稳定；中速跑时，应逐渐提高摆臂的速度，调整呼吸节奏，提高下肢动作周期的频率；快速跑时，应保持好重心的稳定性和向前性，加大摆臂的速度并与下肢动作协调配合，加大呼吸的深度，逐步提高呼吸的频率；等等。

2. 注意事项

变速跑同原地支撑后蹬跑相似，较适合青年人群，不适合老年人群；在练习开始前，可先进行一定时间的慢跑并充分活动下肢各关节；对于初学者而言，可以先采用较低速度的变速跑，跑速之间的调整幅度不宜过大。待身体机能逐步提升后，逐渐提高变速跑的速度，并慢慢增加运动量；合理控制变速跑的间歇时间，保证身体在练习中得到充分的休息，防止受伤；练习结束后，应进行充分的整理放松运动，为后续的练习做好准备。

（五）慢速长跑

慢速长跑运动时间长、运动强度小，适合大多数人群。坚持慢速长跑，可以增大心脏的容量，促进毛细血管增加，使心脏跳动缓慢有力，提升心脏的工作和应变能力（图2-8）。

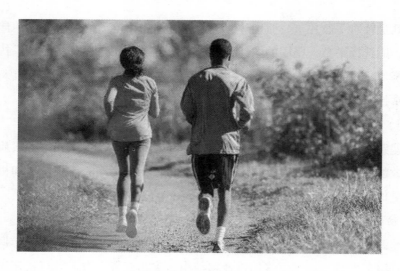

图 2-8　慢速长跑动作示意图

1. 动作要领

慢速长跑的动作要领与跑步的基本动作要求相同，但应强调躯干的直立、支撑腿和摆动腿的交替配合、手臂摆动自然放松，并与下肢动作协调连贯等技术要求。

2. 注意事项

初学者可根据自身的实际情况选择走、跑交替运动，即刚开始进行慢跑，当体力下降感觉不适时转入行走，行走到感觉体能有所恢复时再转入慢跑，交替进行。经过一段时间的练习后，随着身体机能的增强，减少行走的比例，增大慢跑的比例，并逐渐过渡到全程慢跑。

对于女性健身跑爱好者而言，应根据自身情况，每次慢跑控制在 30 ~ 60 min，每周至少 3 次，运动时心率控制在最高心率的 60% ~ 70%。跑步时注意呼吸的节奏，可以两步一呼、两步一吸，亦可以三步一呼、三步一吸，腹式呼吸更可取。

（六）倒退跑

在人们的日常工作生活中，面向前方向前跑步是常见之事，而背对前进方向倒退跑则比较少见。倒退跑可以有规则地收缩和放松腰部肌肉，促进腰部血液循环和腰部组织的新陈代谢，可以缓解腰肌劳损等症状。此外，倒退跑可以改变正常的向前运动姿态及肌肉用力感觉，使腿部和腰背部均用力挺直，锻炼肌肉与韧带。

倒退跑动作示意

1. 动作要领

倒退跑时，应上体直立，挺胸抬头，两眼平视前方，双手半握拳屈肘于体侧腰上部。先将左腿曲膝收小腿向后迈，身体重心随之后移。右脚前脚掌积极着地后，左右脚交替跑进。重心后移过程中，注意高抬小腿。

2. 注意事项

由于倒退跑是一种异于人们平时运动状态和方式的运动，因此，应选择适宜的天气、时间、场地进行。一般而言，应选择晴朗的天气进行，减少雨雪天气进行倒退跑；适合在早晨、上午、下午进行，而不适合在中午和晚上进行；适合在平坦、坚固的路面进行，而不适合在凹凸起伏、有坡度、湿滑的路面进行。在进行倒退跑时，要注意周边环境的状况及同伴的情况，防止互相挤撞和绊倒。根据个人实际情况，当感觉体力不支或难以控制平衡状态时，应立即改为正向跑。也可以根据身体感觉，采取倒退跑与正向跑交替进行的锻炼方式。

（七）侧身跑

侧身跑就是向身体左侧或右侧跑，这种健身跑的形式既可以增加跑步的趣味性，又可以全面发展身体肌肉、关节等，并对提高机体的协调性、灵敏性、柔韧性等均有益处。

1. 动作要领

向左侧跑时，右脚先从左脚前方向左移动一步，左脚再从右脚后方向左移动一步，随后右脚从左脚后方向左移动一步，左脚再从右脚前方向左移动一步，完成一个复步；向右侧跑时，左右脚的移动方向同左侧跑相反；两肩放松，两臂自然协调摆动，维持好身体平衡。

2. 注意事项

应选择宽阔、平坦、坚实的路面作为运动场所，尽量在天气晴朗的条件下进行；练习前应进行充分的准备活动，预热身体各关节和肌肉群；集体练习时，应注意与同伴保持适宜的间距，防止挤撞受伤；初学者应注意动作的速度、幅度，控制好运动方向，维持好身体平衡，防止受伤；注意循序渐进，练习的初始可先向左跑 10～20 个复步，再向右跑 10～20 个复步。根据身体的不同状况，可适当增加或缩短距离；无论是向左侧跑还是向右侧跑，左、右脚都要保持在同一直线上。

（八）旋转跑

旋转跑是综合了向前跑、侧身跑和倒退跑等几种健身跑的新型健身跑形式。旋转跑对于促进人体平衡能力的发展、改善血液循环和脑部供氧功能，具有积极的作用。

1. 动作要领

向前跑时，上体直立或微倾，避免后仰；身体保持高重心，骨盆前送，全身伸展放松；两腿交替曲膝抬起，迅速放松下落；两臂曲肘，两肩放松，前后摆动并与腿部动作积极配合。

向左或向右侧跑时，两臂协调摆动，维持身体平衡，并保持左右脚在一条直线上。

倒退跑时，应注意抬头挺胸，两眼目视前方，同时注意维持身体平衡。

2. 注意事项

由于旋转跑是一种综合式的健身跑，因此，在应用此练习方法时，应注意几种健身跑形式的综合运用：可采用任意两种方法相结合进行练习，亦可将三种方法贯穿进行练习；运动场地应平坦、宽广且无障碍物，保证参与者的安全；群体练习时，应注意保持彼此间隔，防止挤撞受伤；健身者应根据自身的年龄、性别、体能水平等要素，合理选择适宜自身实际的练习方法，循序渐进，逐步提高。

（九）水中跑

由于水的阻力是空气阻力的 12～14 倍，因此，水中跑的运动强度远大于陆地跑，其健身效果也更佳。

1. 动作要领

头部自然放松，两眼目视前方，颈部挺直；腰背部自然伸展，避免含胸；肩部肌肉略保持紧张，躯干挺直；两臂屈肘，以肩为轴前后大幅度摆动，两臂与体侧有轻微摩擦，两臂、手腕、手指均保持放松；抬腿不宜过高，落地时足跟先着地，由足跟过渡到脚前掌；等等。

2. 注意事项

应谨慎、科学选择练习水域，一般以游泳池场地为佳。水温适宜，水质清洁、卫生；练习前，应做好充分的准备活动，如低强度的热身运动、身体关节的拉伸练习等，并对水温应有提前的适应，防止后续练习中出现抽筋、受伤等现象；初学者应在浅水区域练习，刚开始应采用较小强度，慢慢适应后逐渐增大练习的距离、延长练习的时间；当集体练习时，应注意保持间距，以保证练习效果和防止受伤。

（十）越野跑

由于越野跑一般在环境优美的场所开展，周围绿树环抱、空气质量好，因此，深受世界各国民众的喜爱，可以说风靡全球（图2-9）。

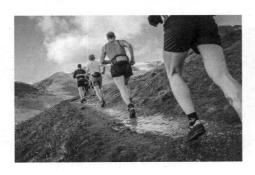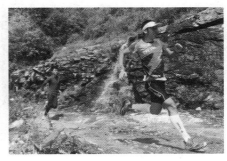

图2-9 越野跑动作示意图

1. 动作要领

越野跑的技术动作与一般的跑步动作相似。但由于是在户外，路面状况千差万别，很多路是草地、山路等，路面比较崎岖。因此，在越野跑时，除了要掌握跑步的基本技术外，还特别要注意支撑腿的落地动作。一般是足跟先着地，之后滚动到前脚掌；支撑腿着地瞬间，膝关节保持微曲，做好缓冲动作，以避免膝关节受伤。

2. 注意事项

越野跑的参与人群以青壮年为主，老年人、青少年等人群应慎重选择参加；对于初学者，应多选择道路平坦开阔、上下坡较少、距离市中心较近的区域进行练习。同时，应注意保持适宜的运动距离和时间，运动强度不宜过大；在有一定运动能力的基础上，部分健身者可以选择路况稍复杂、上下坡较多的区域进行锻炼，但也应注意循序渐进，避免受伤；应尽量避免在远离市中心、周围环境较为复杂、天气恶劣的条件下进行越野跑训练，时刻关注环境变化，注意自身安全。

（十一）登山跑

登山跑在我国有较长的发展历史：北京、辽宁、河北、湖北、广东等省（市）均有各类登山跑活动，拥有广泛的群众基础。登山跑的特点是运动强度大，对身体机能尤其是心肺功能有较高的要求（图2-10）。

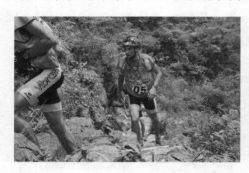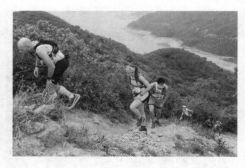

图2-10　登山跑动作示意图

1. 动作要领

登山跑与越野跑类似，除了具备跑步的一般技术外，还有独特的技术特点：上山跑时，身体重心要前移，步长应偏小；支撑腿在地面的投影点应更靠近身体重心投影点，摆动腿向前摆动时，应稍抬高膝关节。下山跑时，应注意身体重心稍向后移，适当降低步速，减小步长和步频；支撑腿着地瞬间身体重心保持直立，膝关节微曲；摆动腿曲膝前摆，幅度要小。

2．注意事项

将安全始终放在第一位。登山跑时，应穿着软底、有防滑纹理的跑步鞋，避免在临近悬崖峭壁的山路中跑步；注意控制运动量，要根据自身的综合情况，有节奏地掌握好运动量，若感到体力不支，应即刻选择安全的区域进行休息，不可勉强；关注气温变化，在登山跑过程中，人体消耗大量能量，汗流浃背，此时会脱减部分衣物，但登上山顶后，气温会下降，应立刻穿上衣物，避免感冒；老年人群和患有心血管疾病、肺气肿、支气管炎的病人，应听从医生的建议，在亲友的陪同下，合理选择适宜的登山跑活动形式，可以参加强度不大的运动，但如果中途感觉不适，应即刻停止，必要时寻求救援。

第三章 健身走跑锻炼计划的制订与效果评定

第一节 做好锻炼前的健康检查与评定工作

一、锻炼前的健康检查与评定工作的重要意义

锻炼前，每个人都需要知道自己的身体状况，适合什么运动、不适合什么运动、什么运动对身体有好处、什么运动会加重身体的小毛病……知道这些的前提是锻炼前的身体检查。由于每一位大众健身者的身体条件、身体素质、健康状况等情况都不一样，因此，有必要对每一位大众健身者进行运动机能评定，并根据评定结果，按照安全、有效、全面、持续、个性化的原则，给予运动方式、运动强度、运动时间、运动频率、运动中的注意事项等方面的指导和建议，即运动处方。运动机能评定是运动处方的基础，运动处方的设计必须建立在对个体的身体条件、机能状况、健康状况全面详细了解的基础上。对于广大老百姓来说，其运动基础、身体状况千差万别，只有通过运动机能评定的手段和方法进行甄别、评价，才能制订出针对性强、合理、个性化的运动处方。借此，以指导科学健身，防止运动风险，通过运动健身达到强身健体、防病治病的目的。

二、如何做好锻炼前的健康检查与评定工作

做好锻炼前的健康检查与评定工作，是科学、安全进行体育锻炼的重要前

提。一般来说，检查与评定内容主要包括以下几个方面。

（一）基本测量及身体脂肪测定

主要通过测量身高、体重、体脂等指标，深入了解自身的基本身体形态及是否肥胖等信息。

（二）心脏功能

通过测量脉搏（心跳次数/min）、血压、心电图等指标，掌握自身的心脏功能，为今后选择参与适宜的健身走跑内容，提供一定的依据。

（三）肺功能

通过测试肺活量、一分率等数据，了解自身的呼吸系统机能，为今后锻炼提供参考。

（四）运动负荷试验

主要通过活动平板测试，了解自身的运动系统可以承受的负荷强度，为今后走跑锻炼运动强度的选择，提供参考。

（五）体力测验

主要采用12 min跑、运动能力测验等方法，了解自身的耐力、速度、灵敏等素质的发展现状，为锻炼提供依据。

（六）X线检查

通过对胸部、胃肠等进行检查，掌握自身的消化系统功能，为运动前、中、后的营养补给提供一定的依据。

（七）血液生化学检查

主要对血常规、血糖肝功、血脂等指标进行检测，掌握自身的血液指标现状，筛查相关疾病，为更安全地进行走跑锻炼，提供一定的参考。

（八）尿检查

通过对尿蛋白、尿糖、尿沉渣等指标的筛查，了解自身的泌尿系统功能，为合理选择运动负荷提供参考。

（九）其他

主要对视力、眼底、眼压、听力等进行检查，了解自身的视力、听力、感知力等现状，为合理选择运动时间、运动场地、运动内容及运动负荷等，提供一定的依据。

第二节　健身走跑锻炼计划的制订

一、制订健身走跑锻炼计划的必要性

健身走跑锻炼计划能保证走跑锻炼有目的、有计划、有步骤、有针对性地进行，克服健身走跑锻炼的盲目性和随意性，以便锻炼者更充分地利用时间，选择科学有效的方法，取得预期效果。走跑锻炼应注意系统性，要从简单到复杂，逐渐加大运动负荷，从低到高、有层次、有系统地进行。锻炼计划恰恰能起到这种作用。

二、制订健身走跑锻炼计划必须遵循的原则

（一）自觉主动原则

在健身走跑锻炼过程中，必须通过多种方式和手段使参与者形成一种内在的、积极的体育锻炼心理需求，产生内在激励机制和外在行为机制。体育作为对人生物体的改造，要求人必须克服自身惰性，而强制的、被动参与的体育锻炼只能产生短期的积极影响，难以持久。走跑锻炼在于自觉，锻炼者应把锻炼的目的和动机与正确的人生观联系起来，这样，才有助于形成或保持对身体锻炼的兴趣，调动和发挥更大的主动性和积极性，使走跑锻炼建立在自觉的基础上，从而达到更好的锻炼效果。

（二）循序渐进原则

要按照一定的步骤深入或提高。一方面，体育锻炼和学习过程类似，都是由浅入深、由易到难的过程，不能急于求成。另一方面，人的生理机能有自身的阶段性特征。在走跑锻炼过程中，必须依据人体的基本规律及生理机能变化发展的阶段性特征，合理地安排锻炼行为和运动负荷，通过科学合理的安排，逐步打破

人体原有的内在平衡，逐步实现由量变到质变的过程。

（三）持之以恒原则

体育锻炼对人体的积极改造，不是一朝一夕就能实现的，而且，人体受"用进废退"的自然法则约束，已有的锻炼效果如果不进行强化巩固就会慢慢消退。因此，无论是从走跑锻炼行为、走跑锻炼意识，还是从走跑健身效果来看，都必须持之以恒。

（四）全面锻炼原则

全面性原则是指通过体育锻炼使身体形态、机能和心理品质等都得到全面和谐的发展，这也是体育锻炼的目的。要达到这一点，一方面应尽可能选择对身体有全面影响的运动项目，如跑步、游泳等；另一方面，也可以以某一项为主，辅以其他锻炼项目。值得注意的是，不要过分选择单一性项目锻炼。人的构成既有生理层面的，也有心理和社会层面的；单以生理层面看，人体的形态、机能及各器官系统的功能也是一个相互影响的负载系统。体育锻炼要从各方面对人加以改造，改造对象的多样性要求改造方法的多样性与改造过程的全面性。

（五）区别对待原则

区别对待原则是指每个参加走跑锻炼的人，应根据自己的实际情况，选定走跑锻炼内容和方法，安排运动负荷。在走跑锻炼中，我们必须根据综合情况考虑参与者的体质基础、身体机能状况、健康水平、体育文化素养、所处环境等，综合选择走跑锻炼方法，安排走跑锻炼内容，确定运动负荷，使走跑锻炼做到因人而异、因地制宜。

（六）安全性原则

安全性原则是指在活动过程中要把参与者出现运动伤害事故的概率控制在最低水平，这是运动健身的首要原则。任何年龄、性别、身体机能状况的人在参与走跑健身活动的全过程中都首先应当遵循安全性原则。其中，安全性原则对老年人群至关重要，因为人进入老年阶段后，身体机能下降，力量耐力、协调性、反应能力都在逐渐退化，各种运动危险因素对运动者的影响开始增多。

三、如何制订合理的健身走跑锻炼计划

应当遵循上述制订健身走跑锻炼计划的原则，有针对性地制订锻炼计划。一般来说，健身走跑锻炼计划分为五个阶段。

（一）慢速走过渡到中速走

对于从未参加过健身走跑锻炼，身体虚弱，患有慢性疾病，年龄在 40 岁以上的人群，应当从慢速走开始练习，逐步过渡到中等速度走。

在这一阶段，可以分为两个小阶段。一是坚持慢速走 3 000 m。起始时，可以先慢速走 2 000 m，连续练习数天后，如身体感觉良好，则每天递增 500 m，直至完成 3 000 m。二是坚持中速走 3 000 m。可以采用变换速度走进行练习。开始阶段，采用慢速走距离长、中速走距离短的练习方法，譬如慢速走 300 m，中速走 100 m，循环往复。之后，逐渐缩短慢速走距离，适当延长中速走距离，直至过渡到中速走 3 000 m。

慢速走的走速通常是 60 步/min，中速走的走速一般为 75 步/min。在第一阶段进行锻炼时，最好选择在标准的 400 m 田径场进行，以便掌握准确的行走距离、安排变换速度地走；也可以在城市人行道行走，但要找好距离标志物，以便掌握行走距离。

在第一阶段的健身走跑中，应掌握和控制好运动负荷。因为处于此阶段的人群，运动基础较为薄弱；如果运动负荷掌握不好，会引发运动损伤等后果，不利于健身走跑锻炼的持续性。对于运动负荷的掌控，最方便的方法是测量运动前后的脉搏。如果运动后的脉搏超过运动前的 50%，则表明负荷偏大。譬如走跑前的脉搏是 70 次/min，走跑后脉搏超过 105 次/min，则说明负荷偏大，应及时调整。

（二）中速走过渡到快速走

第二阶段的目标是以快速行走的方式完成 3 000 m 的距离。在第二阶段开始前，如果第一阶段的目标尚未达成，则不用急于过渡到第二阶段，可以再坚持 1~2 周的第一阶段的锻炼。当身体完全适应第一阶段的任务时，可以进行第二

阶段的锻炼计划。

快速走的走速一般为 90 ~ 100 步/min。当快速走时，应注意加强两腿向前的蹬送，努力将步长增大，身体重心积极前移，加大两臂前后摆动的幅度，等等。具体的练习方法有多种，主要包括慢速走 + 中速走 + 慢速走 + 快速走、中速走 + 快速走等。在第二阶段的练习中，应逐步缩短或取消慢速走的距离，缓慢减少中速走的距离，加大快速走的距离。最后，过渡到以快速走的节奏，完成 3 000 m 的距离。

在安排快速走距离时，要遵从循序渐进的原则，不可突然增大运动量。在第二阶段的练习中，人体的走跑运动能力已得到一定程度的提高，但也要根据自身的主观感觉合理安排锻炼负荷。只有在身体感觉良好，经测量运动后的脉搏不超过运动前的 50% 的前提下，方可进入下一阶段的练习；否则，会引发伤病，有损健康。

（三）走与跑交替进行

第二阶段的快速走 3 000 m 达成后，应继续坚持两周。在个人感觉良好的前提下，进入第三阶段的练习。

第三阶段的目标是以慢跑的形式完成 3 000 m 的距离。采用的练习方法主要是走与跑交替进行。在行走阶段，可以采用慢速走、中速走及快速走中的任意一种。具体要根据个人的身体情况、运动水平而定。在跑步阶段，可以采用慢跑的形式，对于不同年龄段的人群，跑速的要求也各不相同。一般来说，30 ~ 39 岁年龄段的人群，可以采用 8 ~ 9 min 跑完 1 000 m 的速度；40 ~ 49 岁年龄段的人群，可以采用 10 ~ 11 min 跑完 1 000 m 的速度；50 ~ 60 岁年龄段的人群，可以采用 11 ~ 13 min 跑完 1 000 m 的速度。

在具体练习内容的安排上，要因人而异。譬如 30 ~ 39 岁年龄段的人群，可以先进行 400 m 走结合 200 m 跑，刚开始的练习次数一般为 3 次，之后可以逐渐递增到 5 次；然后进行 300 m 走结合 300 m 跑，练习次数通常也是 3 ~ 5 次；再次进行 200 m 走结合 400 m 跑，也是练习 3 ~ 5 次；最后过渡到慢跑 3 000 m。

每次练习结束后，要立即进行脉搏测定：30 ~ 39 岁年龄段的人群，练习结束时的脉搏不应超过130次/min；40~49岁年龄段的人群，练习结束时的脉搏不应超过125次/min；50~60岁年龄段的人群，练习结束时的脉搏不应超过120次/min。如果练习后的脉搏未达到上述指标，表明练习的强度还可以适度增大；倘若脉搏次数超过上述指标，则说明运动强度偏大，机体恐难以承受，应调整运动强度和运动量。

（四）慢速跑过渡到中速跑

第四阶段的目标是将跑速由慢速提高至中速，距离由3 000 m增加至5 000 m。在达到第三阶段的目标后，如果身体没有异样感受，主观感到体力有所增强，工作时精力充沛，部分慢性病患者的症状有一定的好转等，表明可以进入第四阶段的练习。但在进入第四阶段之前，要确认自身的体能较之前确有提升，且身心并无疲惫感；否则，应继续在第三阶段进行一段时间的练习，不可急于求成。

第四阶段的一个主要特点是要将跑速提高：30~39岁年龄段的人群尽可能用6~8 min跑完1 000 m；40~49岁年龄段的人群用8~10 min跑完1 000 m；50~60岁年龄段的人群用9~11 min跑完1 000 m。能达到上述指标，意味着跑速由慢速提高至中速。

第四阶段的练习方法主要有两种：一种是用中等速度跑完800~1 000 m，如果跑完后脉搏次数尚未达到规定数且身体感觉良好，再增加400~600 m的跑量，缓慢增加到中速跑3 000~5 000 m。另一种是采用变换速度跑的方法，即刚开始进行长距离的慢跑，短距离的中速跑；之后，逐渐缩短慢速跑的距离，增加中速跑的距离并逐渐增加至3 000~5 000 m。也可以将上述两种方法交叉运用：先使用第一种方法，完成中速跑2 000~3 000 m后，再采用第二种变速跑的方法，最后达到既定目标。

在此阶段，跑完后应立刻测定脉搏次数：30~39岁年龄段的人群不超过135次/min；40~49岁年龄段的人群不超过130次/min；50~60岁年龄段的人群不超过125次/min。

（五）再次提高跑步速度

第五阶段是走跑锻炼计划中的高级阶段。该阶段的目标是进一步提高跑步速

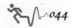

度，完成更长的跑步距离。一般而言，30～39 岁年龄段的人群完成 10 000 m 的跑步距离；40～49 岁年龄段的人群完成 5 000～8 000 m 的跑步距离；50～60 岁年龄段的人群仍要完成 3 000 m 的距离。

在该阶段，对不同年龄段的跑速要求均相应有所提高：30～39 岁年龄段的人群尽可能用 5 min 跑完 1 000 m；40～49 岁年龄段的人群用 6～7 min 跑完 1 000 m；50～60 岁年龄段的人群用 9 min 跑完 1 000 m。可见，相比第四阶段的跑速，第五阶段的跑速可称为"中高速"。

第五阶段的练习方法与第四阶段相似，跑完后也要进行脉搏测定：30～39 岁年龄段的人群不超过 150 次/min；40～49 岁年龄段的人群不超过 140 次/min；50～60 岁年龄段的人群不超过 130 次/min。

综上所述，走跑锻炼的五个阶段，彼此相互联系，承前启后。在具体的练习实践中，练习者应紧密联系自身的实际情况，酌情选择进入不同的锻炼阶段。务必牢记：在每一阶段的练习中，要在身体感觉良好的前提下，完成阶段任务；宁可延长在每一阶段的练习时间，也不可急于求成，过早地进入下一阶段的练习，避免运动损伤和其他意外。

四、制订健身走跑锻炼计划时需要注意的事项

前文提及的五个阶段的锻炼计划，仅为健身者提供一个简单的依据和参考。每个人在制订自己的锻炼计划时，应根据上述的制订原则和方法，与个人的实际情况相结合，根据自己的运动喜好、健身需求等，为自己"量身打造"锻炼计划，体现出个性化的特点。此外，在制订健身走跑锻炼计划时，还应注意下列情况。

（一）根据自身实际，可以"跳跃式"选择练习阶段

所有的健身走跑爱好者，不一定都要从第一阶段开始练习，而应根据自身的具体情况，灵活选择练习阶段。譬如 40 岁以上的、身体较虚弱、患有慢性疾病的健身者及每天工作后倍感疲劳的人群，从第一阶段开始练习，较贴合个人实际；如果是身体健康，但过去从未参加过走跑锻炼的人群，或年龄在 40 岁以下，

曾经患过疾病但已痊愈的人群，可以选择从第二阶段练起；身体健硕，有时会参加体育锻炼，但运动量不大的健身者，可以选择从第三阶段开始练习；如果是常年从事体育锻炼，有较好的运动能力且运动时自我感觉良好的人群，可以参照第四、第五阶段的练习内容，适时调整相关内容，制订符合实际的锻炼计划。

（二）疾病患者、年老力衰者应谨慎选择练习阶段

一般的慢性病患者、年老力衰者，应根据自己的身体状况，从第一或第二阶段开始锻炼。锻炼时，应时刻关注自己的身体状况和脉搏变化；一旦感觉异常，应立即停止练习并第一时间到医院进行详细检查，万不可一味蛮干。有心脏病、高血压、冠心病、糖尿病、动脉硬化或其他疾病的患者，在制订锻炼计划前，一定要到医院进行全面的身体检查与机能测定。在医生的指导下进行锻炼，不可贸然从事健身运动（尤其是健身跑），以免造成不良后果。

第三节　锻炼过程中的自我监督与评定

一、锻炼过程中自我监督的意义

自我监督又称自我检查，它是健身走跑爱好者在走跑健身过程中，对自己健康状况和生理功能变化做连续地观察并定期记录。其目的在于评价锻炼结果，调整锻炼计划，防止过度疲劳和运动性损伤，更有利于提高健康水平。经常地自我监督对增进信心，坚持科学锻炼，防止运动过量或不足，提高锻炼效果及养成良好运动卫生习惯等都有重要意义。指导者和医师应经常检查自我监督记录表，必要时进行重点检查，采取相应措施。

二、锻炼过程中自我监督的主要方法

自我监督是指体育锻炼者采用简单易行的自我观察和检查方法，对健康状况、身体反应、功能状况等进行记录、分析，以及对运动量大小做出间接评定，合理安排运动负荷，避免运动损伤和运动性疾病的发生。自我监督的方法大致可

分为主观感觉和客观检查两大部分。

（一）主观感觉

1. 一般感觉

它是人体功能状态，尤其是中枢神经系统功能状况的反映。身体健康的人，就会精力充沛，活泼愉快；若患病或过度训练，则会精神不振，软弱无力，疲倦，易激动。在记录时，若精力充沛，可记为"良好"；若未出现不良感觉，可记为"平常"；若精神不振、疲倦等，可记为"不好"。

2. 锻炼心情

心情是和精神状况有关的。在锻炼过程中，若出现对走跑不感兴趣，甚至厌倦的情况，可能是锻炼方法不当或疲劳的表现，也可能是过度训练的早期征象。可根据自己的锻炼心情，分别记录为"很想跑""愿意跑""不想跑""冷淡""厌倦"等。

3. 不良感觉

在健身走跑时，肌肉有些酸痛是正常的，适当减量锻炼就会消失。若跑完后出现头痛、头晕、胸痛、胸闷、恶心呕吐或其他部位的疼痛，说明运动量过大或健康状态不良。在记录时应写清具体感觉。

4. 睡眠

经常进行健身走跑锻炼的人，入睡快、睡得熟、少梦或无梦，次日精力充沛。若失眠多梦或嗜睡，次日精种不振，应当改变锻炼方法和减少运动量。记录时可分别写"良好""一般""入睡迟""易醒""多梦""失眠"等。

5. 食欲

健身走跑爱好者的食欲，一般都比较好。若出现不愿进食、容易口渴等现象，可能与运动量过大和健康状况不佳有关。记录时应根据实际情况填写"良好""平常""减退""厌食"等。

（二）客观检查

为细致观察运动对机体的影响，可以制作一张每日运动的自我监测记录表。如每天清晨进行锻炼时，先记录起床前的心率与呼吸次数，再记录每次运动前的心率与呼吸次数，最后记录运动后的心率与呼吸次数。还要记录下运动时间的长短与心率、呼吸次数恢复到运动前标准所需的时间。最后标明当天运动项目。遇到特殊原因未能参加运动时，要在记录表上标记原因。

1. 呼吸次数

一般健康成年人的呼吸次数为 12~18 次/min。在健身运动过程中，由于需氧量增多，呼吸会稍快一些，这属于正常现象。但不可过快，呼吸次数以 24 次/min 为宜，以运动后 10 min 内呼吸次数恢复正常为宜。如在运动中出现频繁咳嗽、喘气、胸闷和呼吸困难等情况，则应减少运动量或停止运动。

2. 心率

运动中的适宜心率一般为：（220 - 年龄）次/min ×（65%~85%），成人按照此心率进行锻炼，效果较好。自我心率监测的规律为：

（1）运动结束时的即刻心率达 150~180 次/min 为大运动量，经过 50~60 min才能恢复到安静时的心率。

（2）运动结束时的即刻心率达 120~150 次/min 为中运动量，经过 20~30 min可以恢复到安静水平。

（3）运动结束时的即刻心率达 90~120 次/min 为小运动量，经过 5~10 min 即可恢复。

（4）锻炼后的即刻心率，若连续几天超过规定数，身体又有不适感，说明运动量大了，应进行调整；若连续几天均未达到规定数，身体感觉良好，则可适当增加运动量。

3. 体重

刚进行健身走跑锻炼，体重会逐渐减轻，尤其是身体肥胖者，这是机体的水平降低和脂肪减少的缘故。体重应逐渐趋于稳定。若出现体重不断减轻，并有其他异常感觉，可能与过度训练或患有慢性消耗性疾病有关，应减少运动量并到医院检查。体重每周测 1~2 次，测体重应在一天的同一时间进行，穿的衣服也应一致。

4. 血压、肺活量、心电图

这三项内容应每月测一次。健身走跑爱好者的血压应趋于稳定。锻炼后收缩压上升 20 ~ 25 mm 水银柱，舒张压下降 5 ~ 10 mm 水银柱，应视为正常。测肺活量时，应连续做 5 次，若每次测的结果逐渐上升，说明呼吸机能良好；若逐渐下降或前后显著下降，则说明呼吸肌耐力差，是不良表现。若血压突然升高，肺活量明显下降，心电图异常，应减少运动量并到医院进行检查。

三、锻炼过程中自我监督范例

老年人在锻炼时进行自我监督，可以从诸多方面入手，最为常用的方法是观察运动过程中的心率情况来观察实际的运动强度和适宜强度的差异。最简单的方法是用"170 - 年龄"来估计适宜运动强度，对于身体状况稍差的老年人用"160 - 年龄"来评估。例如，一个 60 岁且身体状况良好的老年人，他在运动中的适宜强度应是心率达到 110（170 - 60）次/min，如果运动时心率低于 110 次/min，则说明强度不够；如果运动时心率超出 110 次/min 太多，则说明强度过大。"170 - 年龄"这样的方法简单实用，但是对于有心血管疾病的老年人，还是应该严格地进行运动负荷试验来评估潜在风险和确定运动强度，以免意外情况的发生。

另外，观察晨脉也是一个简单有效的方法。老年人可以在早晨起床前测量自己的安静心率，与前一天的晨起安静心率对比，如果心率基本一致或稍低，则表明一切正常；如果超过许多，则表示前一天的运动强度过大，应适当降低当天的运动强度。一般来说，刚开始进行锻炼的时候，身体的某些部位会发生酸痛，经过一段时间的运动后这种现象就会消失。老年人需要注意一些常用的健康指标，包括睡眠质量、精神状态、食欲、体重、大小便状况、身体疼痛情况等。如果这些健康指标发生异常，应当减小运动强度。对于老年人来说，定期进行医学检查是有必要的，特别是有某些疾病的老年人，应向医生请教运动健身时应该注意的事项和可能出现的意外情况的处理方法，保证运动健身科学、安全、有效地进行。经常保持同一运动负荷水平健身的老年人，经过自我监督发现一切正常，没有不良反应且比较轻松时，表明自己已经适应了这个运动负荷。这时，可在医生或健身专业人士的指导下适当地增加运动强度，提高运动负荷，通过运动，将自己的身体机能提升到更高的水平。

第四节　锻炼效果的评定

一、锻炼效果评定的重要意义

体育锻炼效果是指通过系统的锻炼对身心所产生的影响和结果，表现在身体形态、机能的改善，身体素质水平的提高，某项技能技术的掌握与巩固，适应环境和抵抗疾病能力的增强，健康水平的提高等方面。锻炼效果的评定，是科学锻炼身体的重要内容之一。每次体育锻炼后，都应将自己所出现的各种生理反应和所测定的有关数据记录下来，然后在对各项记录进行综合分析的基础上，抓住主要矛盾，做出科学判断和评价。通过评定，及时了解锻炼效果，修订和选择锻炼计划的内容和方法。

二、如何进行锻炼效果评定

（一）健身跑指数

经过实践，可以用 $K = [10 + (B \times S)^{\frac{1}{2}}] \div t$ 公式来计算健身跑指数，测定自己健身跑的水平。其中，K 是健身跑指数，B 是健身跑者的年龄，S 是健身跑的距离（单位是 km），t 是健身跑的每千米时间（min/km），这个公式中参数的范围 B 是 20~70（岁），S 的范围不限，可长可短。若一个 60 岁的老人，用 32 min 30 s 跑完 5 km（平均每千米需 6 min 30 s），根据年龄、跑的距离和每公里平均速度 3 个参数，按公式就可以计算出这个老人的健康跑指数：

$$K = [10 + (60 \times 5)^{\frac{1}{2}}] \div 6.5 \approx 4.2$$

查询表 3-1 可得出，这个老人的锻炼水平和效果是良好。

表 3-1　健身跑指数评价表

评价	男子	女子
优秀	>4.6	>4.0
良好	3.8 ~ 4.6	3.4 ~ 4.0
一般	3.0 ~ 3.8	2.6 ~ 3.4
较差	<3.0	<2.6

（二）测定心脏功能的方法

瑞典体育联合会在多年的科研工作中，找到了一种测定人体心脏功能的简易方法。具体做法如下：

（1）先让受试者静坐 5 min，然后测出 15 s 的脉搏数，再乘以 4，得出每分钟的脉搏数，标以 P_1。

（2）让受试者下蹲 30 次，每秒下蹲一次，最后一次站起来就测脉搏，测出 15 s 的脉搏数，再乘以 4，得出每分钟的脉搏数，标以 P_2。

（3）休息 1 min 再测 15 s 的脉搏数，乘以 4，得出每分钟的脉搏数，标以 P_3。

（4）按下列公式计算：$K = (P_1 + P_2 + P_3 - 200)/10$。

K 的所得数小于等于 0，心脏功能最好；1 ~ 5 为很好；6 ~ 10 为中等；11 ~ 15 为不好；大于等于 16 为很坏。

一个健身走跑爱好者在静坐 5 min 后的心率为 70 次/min，做 30 次下蹲后的即刻心率为 120 次/min，休息 1 min 后的心率为 100 次/min。按公式计算，$K = (70 + 120 + 100 - 200)/10 = 9$，此人的心脏功能为中等。

（三）哈佛式阶梯试验法

这是美国医学会运动和健康委员会设计出来的，是检查和评定心血管功能的一种简易的方法。让受试者以 30 次/min 频率做上、下台阶的运动。男子用的台阶高为 50.8 cm，女子用 42 cm 高的台阶。一般应持续进行 5 min，共上、下 150 次，上、下台阶时可左右腿轮流进行，每次上台阶的腿应当伸直，然后再下，如果不能坚持 5 min，可以中途停下来，要记下进行的时间。如果身体健康状况不好，或患心血管疾病，就不要进行这个试验，因为此试验的强度较大。

在受试者完成 5 min 上下台阶运动后，立即休息，测定登台阶结束后第 2、3、5 min 的前 30 s 的脉搏数，这 3 个脉搏数要测得精确。用下列公式测定受试者恢复指数：

恢复指数 = [台阶运动持续时间(s) × 100]/(2 × 3 个 30 s 脉搏数的和)

恢复指数小于 55 为劣；55～64 为中下；65～79 为中；80～89 为良好；大于等于 90 为优秀。一个健身走跑爱好者进行 5 min 登台阶运动后，第 2、3、5 min 前 30 s 的脉搏数分别为 85 次、70 次、45 次；他的恢复指数为：(5 × 60 × 100)/[2 × (85 + 70 + 45)] = 75，是中上水平。

（四）仰卧站起试验的差数计算法

此法适合老年人。受试者先平静地仰卧 3 min，测出 10 s 的脉搏数，再乘以 6，得出每分钟的脉搏数；然后慢慢站立起来，成直立姿势，立即测 10 s 的脉搏数，再乘以 6，得出每分钟的脉搏数。用站立后的脉搏数减去仰卧的脉搏数，这个差数在 12 次及以下为优秀；13～18 次为良好；19～23 次为一般；24 次及以上为不好。如一个老年人，仰卧的心率为 62 次/min，站立后的心率为 76 次/min，其差数为 14，则其心脏机能状况为良好。

（五）对照评定法

对照评定法是把锻炼前后能够反映体质状况的内容与项目进行对比，观察身体锻炼对促进人体健康、增强体质效果的评定方法。要求锻炼者在每一阶段锻炼开始前，先测定本人体质指标作为评定的基础数据，在每一阶段锻炼结束后，重新进行一次测定，同测得的前期数据对照，进行评定。

下面介绍几种利用生理指数进行评定的方法。

1. 体重身高指数（又称"克托来指数"）

计算公式：评价指数 = 体重(g) ÷ 身高(cm)。

计算出的结果是无单位的绝对值。

评定标准：男子 360，女子 350 为正常；男子超过 450，女子超过 420 为肥胖；低于 300 则都为瘦弱。

2. 肺活量指数

计算公式：评价指数 = 肺活量(mL) ÷ 体重(kg)。

评定标准：男子为60，女子为50；低于此标准的为呼吸功能较差。

3. 身高、胸围和体重指数

计算公式：评价指数 = 身高(cm) − [体重(kg) + 安静时的胸围(cm)]。

评定标准：指数在0~10为健壮；11~20为发育良好；21~25为发育一般；26~35为发育较弱；35以上为很差。

4. 台阶试验指数（哈佛台阶试验指数）

计算公式：[台阶运动持续时间(s)/2 × 恢复期三次脉搏之和] × 100。

评定标准：指数在90以上为优；80~90良好；65~79为中上；55~64为中下；55以下为很差。此指数是评定心血管功能的指数。该指数越大，说明心血管机能水平越高。哈佛台阶试验是一个反映心血管耐力的定量负荷试验。

测试方法：被测者以30次/min的频率上下台阶（男子台阶高45 cm，女子台阶高35 cm，连续做5 min）。要求上下台阶腰伸直，左右腿交换上，若是测试者中途体力不支，即所持续的时间（以s计），做完运动后的2、3、4 min测其前30 s的脉搏，然后按公式计算其评定指数。

（六）综合评定法

它是全面检查与评定体质状况和锻炼效果的一种方法。采用综合评定法评定锻炼效果时，主要从身体形态、身体机能、身体素质、精神状态、食欲、睡眠、对自然环境的适应能力、健康状况、克服疲劳的能力、思维活动、心理承受能力等多方面进行综合性评价。一般需要定量和定性分析相结合。如形态发育水平、心肺功能、呼吸系统机能、身体素质等可以用客观标准进行定量分析，但其他的内容只能用主观感觉和经验来判断、分析和评价。

第四章 健身走跑中常见的身体疾患、损伤与防治

第一节 锻炼中常见的身体不良反应及预防

一、呼吸困难

（一）发生原因

健身走与健身跑均属于有氧耐力运动。尤其是健身跑，需要消耗大量的氧气，有些人会在运动过程中出现运动性呼吸困难的情况，主要原因是在体内循环由不完全无氧代谢转向有氧代谢的过程中，体内的能量代谢暂时出现障碍。

（二）预防措施

良好的呼吸方法能确保身体吸进更多的氧气来保证能量的供应，同时减轻跑步过程中的身体不适感。健身跑时的呼吸要注意一个原则：跑步过程中进行有节奏的深呼吸。具体来说，就是跑步的时候一般每跑两步或三步一吸气，每跑两步或三步一呼气，呼气时一般用口呼气即可，吸气时一般要用口鼻同时吸气。如果天气较冷，吸气时，应用舌尖顶住上腭用口鼻同时吸气，这样做是在吸进较冷的空气时，先通过舌头加热，避免吸入凉的空气引起腹痛、咳嗽等不适。呼气时，舌头从上颚松开，让热空气顺利从口腔中吐出。

二、心率过快

（一）发生原因

不经常参与运动的人刚开始跑步时，心肺功能和有氧能力都相对较弱，通常坚持不了多久就会感觉到疲劳。

（二）预防措施

针对健身跑，需要制订定期性循序渐进的运动计划来逐步改善心率。根据自身的运动情况选择运动强度，一般每天运动 30～60 min，每周跑 3～4 次，坚持 3～4 个月。随着心脏功能变强，有氧系统初步建立，运动时心率较开始会有所降低，且心率波动范围相对稳定。

对于体重过重或心血管健康状况欠佳人群，可以先采取更温和的运动方式代替跑步，比如骑单车、踏步、游泳等。运动心率控制在最大心率的 70% 以内，这个强度既能维持足够的运动时间，也不会对心脏产生过大负担。

除身体原因外，若想防止跑步时心率过快，应设计循序渐进的运动计划，逐步加强运动强度，配合心率测量工具实时监测，把心率控制在安全稳定的范围内。

三、膝关节疼痛

（一）发生原因

膝盖的病痛是每个跑步的人都会遇到的，跑步时主要靠下肢协同发力，不是单纯的脚也不是单纯的腿用力，否则容易因用力不均而膝盖疼。

（二）预防措施

在健身跑时若膝盖疼该怎么办呢？首先，运动前一定要充分热身。慢跑一会儿，关节充分拉伸，做一些简单的运动前拉伸热身动作。在跑步过程中，注意运动时膝盖的方向和脚尖的方向要一致。

腿部的基础肌肉力量是保证膝盖不受伤或者少受伤的关键。深蹲是锻炼腿部肌肉力量比较好的方法，静蹲对于保护膝关节很有好处，所有锻炼的动作都需要长期坚持，肌肉训练与肌肉拉伸均要平衡，使肌肉的力量和弹性达到更高水平。

第二节 锻炼中常见的身体疾患及预防

一、肌肉酸胀

（一）发生原因

运动后感到肌肉酸胀主要有两个原因：乳酸堆积和肌纤维及结缔组织损伤。无氧运动时葡萄糖酵解产生大量乳酸等中间代谢产物，不能通过呼吸排出，就形成了乳酸堆积。过多的乳酸刺激了肌肉使其渗透压增加，肌肉组织就会吸收较多的水分，产生局部肿胀，这就会使肌肉产生酸痛的感觉。乳酸堆积一般发生在缺乏锻炼的人身上多一些，或者缺乏锻炼的肌肉部位突然被锻炼到一定强度时。随着健身运动的频率加大，运动后造成乳酸堆积的现象会越来越少，程度会越来越轻。

经常坚持健身房锻炼的人，也会遇到肌肉酸疼的情况。这是因为当我们循序渐进地加大增肌锻炼负荷时，就会使肌肉造成局部肌纤维及结缔组织的细微损伤，甚至造成部分肌纤的痉挛。但这种损伤是可接受的，而且具有积极的增肌意义。这种肌纤维损伤及痉挛是局部的、微观的，肌肉仍能完成运动功能，但存在酸痛感。酸痛后，经过肌肉内局部细微损伤的修复，肌肉组织变得较前强壮，以后同样的负荷将不再发生损伤（酸痛）。值得注意的是，这种修复需要休息和蛋白营养的补充才能做到。

（二）预防措施

制订科学合理的训练计划，运动要循序渐进，强度要逐步增加。肌肉力量训练前后要进行拉伸，保持肌肉的弹性，养成良好的运动习惯。

二、腹痛

（一）发生原因

运动中腹痛是由激烈运动引起的一时性的非疾病机能紊乱，其中包括胃肠痉

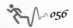

挛、肝脾区疼痛、腹直肌痉挛。主要是由于缺乏锻炼或训练水平低，准备活动不充分，身体状况不佳、劳累，精神紧张及运动时呼吸节奏不好，加速太过突然，运动前食量过多或饥饿状态下参加剧烈训练和比赛。

（二）预防措施

（1）遵守科学训练原则，循序渐进地增加运动负荷，加强身体综合训练。提高心肺功能，良好的心肺功能使运动中肝脾淤血减少，腹痛也会减少。

（2）充分的准备活动，能加快体内代谢过程，提高神经系统的兴奋性、灵活性，保证器官系统间协调工作。而且肌肉活动起到协调作用，使人体尽快进入运动状态，避免了运动过快使胃肠道缺血缺氧发生胃肠痉挛或功能紊乱。

（3）合理安排饮食。运动前不能吃得太饱或饮水过多，特别是运动前不能喝大量冷饮料、饭后应休息 1.5～2 h 才能进行剧烈活动；运动前避免吃容易产气或难以消化的食物；不能空腹参加剧烈运动。

（4）运动中注意呼吸节奏，中长跑时要合理安排跑速，避免呼吸肌疲劳或痉挛。

（5）夏季运动时要适当补充盐分，以免水盐代谢失调。

（三）处理方法

（1）当运动中出现腹痛时不应惊慌，应当减速慢跑，加强深呼吸，调整呼吸和运动节奏。

（2）用手按压腹痛部位，或弯腰慢跑一段距离，一般腹痛可以减轻或消失。

（3）疼痛剧烈者，按上述方法若不缓解，可以口服阿托品片 0.3 mg 或 654－2（盐酸消旋山莨菪碱）片 10 mg，腹痛会减轻。

（4）如无药品或药品无效，还可以针刺足三里、内关、大肠俞等穴位来缓解疼痛。

（5）热敷腹痛部位，或局部给以按摩，揉、按压、做背伸动作，拉长腹肌。

（6）如腹痛持续或者腹部摸上去呈"木板状"，考虑有腹膜炎体征，应紧急送医院检查诊治。

三、肌肉抽筋

（一）发生原因

肌肉抽筋是指肌肉突然、不自主地强直收缩的现象，会造成肌肉僵硬、疼痛难忍，很难动弹。引起肌肉痉挛常见的原因主要有以下三种：

（1）身体疲劳时，肌肉的正常生理功能会改变，此时肌肉中会有堆积大量的乳酸，而乳酸会不断地刺激肌肉使其发生痉挛。

（2）运动中大量出汗，特别在炎热的气候下，会有大量的电解质流失。汗的主要成分是水和盐，而盐和肌肉收缩有关，流失过多的盐会使肌肉兴奋从而造成抽筋。

（3）在寒冷的气候中，如游泳时受到冷水的刺激，特别是热身运动没有准备充分，肌肉容易产生痉挛，主要原因是肌肉因寒冷而兴奋性增高。

（二）处理方法

当发生肌肉痉挛时，不要慌张，通常只要向相反的方向牵引痉挛的肌肉，使之拉长，一般疼痛都可以得到缓解。处理时要注意保暖，牵引用力要均匀，切忌暴力，以免造成肌肉拉伤。例如，腹部肌肉痉挛时，可做背部伸展运动以拉长腹肌，还可以进行腹部的热敷及按摩；小腿肌肉痉挛时，可伸直膝关节，勾起脚尖同时双手握住脚用力向上牵引即可。游泳中发生肌肉痉挛时不可惊慌，可先吸一口气，仰浮于水面，并立即求救，在水中自救的方法是用没抽筋的一侧手握住抽筋腿的脚趾，用力向身体的方向拉，同时用抽筋一侧的手掌按住抽筋腿的膝盖上，帮助膝关节伸直，待痉挛缓解后，再慢慢游向岸边。

四、咳嗽

（一）发生原因

跑步运动的时候偶尔会感觉头晕胸闷，想咳嗽，这一般是冷空气进入咽喉部位所导致的。在跑步的时候，人体需要大量的氧气供应，只用鼻子呼吸不够，于是就启动嘴巴来辅助呼吸。当用嘴巴辅助呼吸时，冷空气会直接进入口腔、咽喉和气管，刺激呼吸道，这样就导致了人体的自卫反应——咳嗽。

（二）处理方法

当出现咳嗽时，可以喝一点温开水让喉咙湿润一点，这有利于喉咙的健康。如果体表出汗过多，也可以喝一点淡盐水，这样能够补充体内的盐分。跑步后咳嗽也有可能是因为身体不好，比如长期不喜欢运动，或者久坐不动的一类人群，需要多坚持跑步，等习惯了跑步之后免疫能力就会增强，这样抗病能力就增强了。如果在跑完步以后出现咳嗽的情况，并且这种情况一直影响身体，那么就有必要做一下检查，因为这有可能是比较严重的病情，一般为呼吸道感染等问题。

五、头晕

（一）发生原因

运动后出现头晕的状况通常还伴有脸色苍白、气喘、恶心、呕吐、肌肉抽筋等症状。主要有以下几种原因：

（1）缺乏锻炼者从事激烈运动。出现头晕呕吐的症状，这是机体呼吸器官的功能水平不能适应激烈运动时需要的反应。呼吸节律不好，使体内氧气不足，也会发生头晕。

（2）有时病后过早参加激烈运动，疲劳后参加运动或在睡眠不足的情况下参加运动或比赛，都可引起头昏、头晕、头痛等一系列症状。

（3）体内热量不足的表现。当头昏、头晕等症状发生在锻炼一段时间后才开始或锻炼接近结束时，尤其在外界温度过高或过冷的条件下出现这些症状时，其可能与体内热量不足、血糖含量降低有关。因此，在饥饿状态下参加长时间的锻炼就容易出现头晕、无力、出汗等症状。

（4）由一些疾病引起的。患慢性鼻炎、鼻窦炎、内耳疾病、贫血、高血压的人，在运动时可出现头昏、头晕或头痛。在青少年中，尤其女青少年，运动时出现头晕、脸色苍白、心慌等症状，常常与血色素较低有关。

（二）预防措施

（1）加强全面身体锻炼。许多例子说明，不少人出现头晕等症状常与体弱、全面身体锻炼不足有关。所以加强身体的全面锻炼，是预防的有力措施。

（2）做好准备活动和整理运动。准备活动做得充分，可避免激烈运动带来的头晕、头痛等现象。整理运动做好后可避免因突然停止而发生的这种症状。

（3）保证供给机体足够的热量。在进行长时间运动或比赛前，应食用足够的含糖食品，避免因热量不足而引起的头昏、头晕等症状。

（4）及时发现和治疗过度疲劳。

六、鼻孔出血

（一）发生原因

运动后鼻孔出血有多种原因。

（1）最常见的原因是原发性的鼻出血，即血管因轻微的刺激而破裂，如大力送鼻涕、擦鼻、撩鼻，或打喷嚏。

（2）其他撞伤如跌倒或被拳头击打面部都可以引起鼻出血。鼻腔毛细血管丰富，而这些血管又位于很浅的表面，若气候干燥，再加上运动容易引起血压的升高，毛细血管就容易破裂出血。

（3）鼻子受过外伤，比如经常喜欢用手指挖鼻子，这样会令毛细血管壁变得脆弱易破裂。

（4）鼻子本身有疾病，比如鼻黏膜的急、慢性炎症。

（5）可能缺乏维生素 C。缺乏维生素 C 会使细胞质的合成发生障碍，毛细血管的通透性增强，脆性加大，以致轻微的擦伤、压伤或者血液对毛细血管壁的压力稍大就会引起血管壁破裂出血。

（二）处理方法

运动时发现鼻子流血了，先停止运动，不要慌。如果鼻血不是太多的话，用卫生纸卷一个和鼻孔大小差不多的纸卷，慢慢地将纸卷塞进流鼻血的鼻孔中，同时放松身体，慢慢进行深呼吸，感觉不流了，慢慢地将纸卷拿出来扔掉就可以了。哪边的鼻孔流鼻血了，就用手指按压住哪边的鼻孔。如果是两个鼻孔都出血了，可以用两个手指同时按压鼻子的两侧，也就是鼻翼处，按压数分钟后，慢慢地松开手，等一会儿再将鼻子里面的脏东西弄出来。如果方便的话，在鼻子根部放上一块用凉水浸湿的小手绢，或者将毛巾浸湿后，放在脖子后面，随着血管的收缩，鼻血就会慢慢止住。

注意流鼻血时的最好姿势是坐姿，头部稍微向前面倾斜，这样既方便鼻血流出来，也不会弄脏衣服，还可以避免鼻血流进嘴里和肺里，然后才是止血操作。

如果运动时鼻子经常无缘无故地流鼻血，一定不要不当回事，应尽早查明原因，对症解决，否则鼻血说来就来，不仅会让人很紧张，还会造成心理压力，时间长了，对健康也是有影响的。

七、中暑

（一）发生原因

运动性中暑是指肌肉运动时产生的热超过身体散发的热而造成运动员体内的过热状态。此症多见于年轻的体育锻炼者、马拉松跑者、铁人三项运动员等。表现为身体高热，中枢神经系统功能障碍，皮肤发热、干燥且呈粉红色，头晕、无力、恶心、身体虚脱。

（二）处理方法

（1）场地急救要保持呼吸道通畅，测量血压、脉搏及直肠温度，输液，严重者要送医急救。

（2）一般处理。热衰竭和热痉挛患者应转移到通风阴凉处休息。热痉挛患者口服凉盐水或含盐饮料或静脉注射生理盐水，服用十滴水或藿香正气水，可迅速好转，有循环衰竭者可静脉补给生理盐水或氯化钾。

（3）物理降温。用4 ℃~11 ℃的凉水摩擦皮肤加速血液循环，加用风扇吹风，在头部、腋窝、腹股沟放置冰袋以降温。

（4）住院治疗。包括降温、心脏监护、输液，必要时透析，采用4 ℃水浴，同时摩擦皮肤降温效果最好。

为了避免出现运动性中暑，在夏季炎热天气要安排好训练时间，避免在一天中最热的时间进行，热天运动时宜穿浅色衣服，戴遮阳帽，保证充足的睡眠，并加强常规医务监督；安排好炎热天气训练和比赛时营养和饮水，注意补充食物中的蛋白质，额外增加维生素 B_1、B_2、C 供给量；不耐热个体要注意加强预防措施。

八、重力性休克

（一）发生原因

重力性休克，指疾跑后立即站立不动而引起的晕厥症状。因突然停止运动，下肢毛细血管和静脉失去肌肉收缩时的节律性挤压作用，加上血液本身的重力，使血液大量积聚在下肢血管中而出现暂时性脑贫血。

运动性休克可分轻、中、重三度。轻度时，患者自觉头昏、耳鸣、眼前发黑或冒金星、面色发白、软弱无力，终因支持不住而跌倒，或在同伴搀扶下勉强行走。患者呼吸急促，心率快，脉搏细，血压正常或略升高，瞳孔大小正常，对光反射也正常。中度时，患者头昏加重，或因意识模糊而昏倒，即使有同伴搀扶也无力支撑身体，面色苍白，四肢发凉，出冷汗，恶心或呕吐，呼吸减慢，心率减速，脉搏细弱，血压轻度下降，瞳孔缩小，对光反射正常或迟钝。重度时，患者意识模糊，知觉丧失，面色苍白，四肢厥冷，周身大汗或无汗，呼吸浅表，心率慢并伴有节律不齐，脉搏细弱或摸不到，血压下降甚至测不出，瞳孔缩小或扩大，对光反射迟钝或消失，也可能出现抽搐、大小便失禁等症状。运动性休克患者常因受凉、呕吐、跌倒等而并发感冒、支气管炎、肺炎、体表损伤、骨折或脑震荡等并发症，使症状加重。

（二）预防措施

剧烈运动时不宜"急刹车"，在到达终点后再慢跑一阵，逐渐过渡到走路，然后停下来。这样可借助下肢肌肉的"泵血作用"抵消血液重力作用，使下肢因剧烈运动增多的血液回流到心脏，增加心脏输出量，以防止"重力休克"或致命性心律失常发生。

（三）处理方法

当遇到有人发生重力休克时，应立即采取相应措施进行急救。轻度的头昏，可搀扶着患者走一定时间，不适的感觉就会消失。稍重的没有走动能力的，可让患者

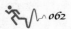

平躺，衣领松开，头部略放低，然后抬高患者下肢做轻微的抖动，患者症状会马上得到缓解。轻度的昏厥，除采用上述方法外，还可用手指准确地掐点人中、百合、合谷、涌泉、后溪等穴位，便可使患者苏醒。重度休克时可挤压小腿三头肌肌腱，使小腿三头肌肌腱上的感受器受到足够强度的机械刺激，引起神经冲动，神经冲动沿着一定感觉通路传向中枢，直至大脑，从而使患者迅速恢复知觉。

在体育运动实践中，更应注重采取各种预防措施，防患于未然。首先，必须重视赛前循序渐进的训练，使参赛者的体力、耐力达到比赛项目的需求，切忌在比赛中仅靠毅力硬拼。其次，赛前应做好充分的准备活动，使身体各系统能尽快克服惰性及时适应比赛的要求。另外，参赛者在激烈的比赛到达终点后仍要坚持慢跑一段路程，待呼吸略趋于舒缓后，再慢走一会儿才可停下休息。

九、急性心力衰竭

急性心力衰竭（Acute Heart Failure，AHF）是指急性发作或加重的左心功能异常所致的心肌收缩力降低、心脏负荷加重，造成急性心排血量骤降、肺循环压力升高、周围循环阻力增加，引起肺循环充血而出现急性肺淤血、肺水肿，并可伴组织、器官灌注不足和心源性休克的临床综合征，以左心衰竭最为常见。表现为突发的严重呼吸困难、端坐呼吸、喘息不止、烦躁不安并有恐惧感，呼吸频率可达 30～50 次/min；频繁咳嗽并咯出大量粉红色泡沫样痰；心率快，心尖部常可闻及"奔马律"；两肺满布湿啰音和哮鸣音。患者面色灰白，发绀、大汗、皮肤湿冷，出现此状况时应立即拨打 120 急救电话，及时送往医院就医。

第三节 锻炼中常见的运动损伤及防治

一、肌肉拉伤

（一）发生原因

肌肉拉伤是肌肉在运动中急剧收缩或过度牵拉引起的损伤。肌肉拉伤后，拉伤部位剧痛，用手可摸到肌肉紧张形成的条索状硬块，触疼明显，局部肿胀或皮下出血，活动明显受到限制。

准备活动不充分，肌肉的生理机能尚未达到剧烈运动所需要的状态就参加剧烈运动；体质较弱，训练水平不高，肌肉伸展性和力量较差，疲劳或负荷过度；运动技术低，姿势不正确，用力过猛，超过了肌肉活动的范围；气温过低，湿度太高，场地太硬等都可能引起肌肉拉伤。

肌肉拉伤可能是细微的损伤，也可能是肌纤维部分撕裂，甚至是完全断裂。肌肉拉伤的部位多为大腿后部肌群、腰背肌、小腿三头肌、腹直肌、斜方肌等。

（二）处理方法

肌肉拉伤后，要立即进行冷敷，用冷水冲局部或用毛巾包裹冰块冷敷，然后用绷带适当用力包裹损伤部位，防止肿胀。24～48 h 后拆除包扎物，可外贴活血和消肿胀，可适当热敷或用较轻的手法对损伤局部进行按摩。如果是大腿肌肉少量肌纤维断裂，应立即给予冷敷，局部加压包扎，并抬高患肢，肌肉大部分或完全断裂者，在加压包扎后立即送医院进行手术缝合。

二、脚磨伤

（一）发生原因

脚磨伤在健身走或健身跑中很常见，穿新鞋子、鞋子中有异物、鞋袜不合脚等都可能引起足部皮肤破损或起水泡。因此，在参加体育锻炼时要选择宽松舒适的半新运动鞋，穿合适的鞋袜，鞋子中有沙土时尽快清理以防止脚磨伤。

（二）处理方法

当脚被磨伤后先用酒精或碘附局部消毒，避免感染，再用创可贴将患处覆盖防止二次磨伤，磨伤后应保持损伤处清洁干燥，不吃辛辣刺激的食物。若脚磨出水泡，可先进行局部消毒，然后用消毒后的针将水泡刺破，必要时加涂红霉素软膏预防感染，处理后贴创可贴防止感染，切忌剪去外皮或挤压。

三、关节扭伤

（一）发生原因

关节扭伤常见于踝关节、手腕部及下腰部，关节扭伤的常见症状有疼痛、肿胀、关节活动不灵活等。在健身走或健身跑中踝关节的扭伤是最常见的，为了避免扭伤的发生，在锻炼之前应进行充分的准备活动，经常发生扭伤的患者可以戴护踝、贴肌贴，通过外固定的方式减少扭伤的发生。

（二）处理方法

扭伤急性期应遵循"RICE"原则，即休息（Rest），冷敷（Ice），加压（Compression），抬高（Elevation）。严重的关节扭伤患者，可伴有软组织撕裂甚至骨折。因此，可先用夹板对扭伤的关节进行固定，不要随意走动，也不要对扭伤部位进行按摩、扭转和牵拉，以免进一步加重关节的损伤。I（Ice）代表冷敷。对扭伤的关节处可用冰块或冷毛巾覆盖，或将患处放入冷水中浸泡 15 ～ 30 min，这样有利于消除患处的疼痛、肿胀和肌肉痉挛。C（Compression）代表加压。若去往医院的路途较远，可用弹性绷带对扭伤部位进行包扎，这样可避免扭伤部位发生内出血，但不要包扎得过紧，以免影响肢体的血液循环。E（Elevation）代表抬高。应将患者的患肢抬高，并在患肢的下面垫上一个枕头，使患肢与心脏处在同一水平线上，这样可减少患肢的血流量，控制内出血。关节扭伤 2 ～ 3 天后，可以使用理疗、外敷消肿止痛化瘀的药物，适当休息，并且注意保护扭伤部位。

四、疲劳性骨膜炎

（一）发生原因

初次参加训练或训练量骤增的人易发生疲劳性骨膜炎，多发生在胫骨、腓骨、趾骨和尺桡骨。疲劳性骨膜炎的发生，是由于肌肉附着部的骨膜长期受到牵拉，肌张力过高，该部位骨膜组织松弛或分离，骨膜淤血、水肿、血管扩张，造成骨膜下淤血，发展为骨膜炎。骨膜炎的症状有疼痛、肿胀、压痛、后蹬或支撑痛、局部烧热等。

（二）处理方法

在健身走或健身跑的过程中遵守循序渐进的原则，防止突然连续加大运动量，避免在过硬的场地长时间集中地跑、跳、后蹬等。锻炼前充分做好准备活动，锻炼后自我按摩或做其他放松练习。

疲劳性骨膜炎早期或症状轻者，局部用弹性绷带包扎，适当减少局部负荷，继续参加锻炼，经 2~3 周后症状可消失；症状严重者，除了减少局部负荷外，还要外敷伤药或用温水浸泡，配合按摩治疗，疼痛剧烈者在休息时要抬高患肢。严重者可到医院就医，待症状缓解后，仍然要避免做单一长时间的跳跃或支掌动作。

五、疲劳性骨折

（一）发生原因

疲劳性骨折，又称行军骨折或应力性骨折，多因骨骼系统长期受到非生理性应力。在部队训练、运动员训练中发生率较高。另外，长时间健身走或健身跑的中老年人也易发生疲劳性骨折。疲劳性骨折的症状是局部疼痛，活动后症状加重，休息后好转，无夜间痛，局部可有轻度肿胀和压痛，应力试验呈阳性。

疲劳性骨折的发生是一种由量变到质变的累积性损伤过程，避免骨骼疲劳损伤是预防疲劳性骨折的关键。锻炼时要循序渐进，根据自身情况制订科学的训练计划，掌握好运动量，避免超负荷运动而导致骨骼损伤。另外，运动量较大者，每天要摄入充足的营养，补充身体消耗的热量和水分，并且适当增加钙和维生素 D 的摄入。

（二）处理方法

疲劳性骨折的治疗方法与暴力骨折基本相同。骨折没移位或轻度移位，可采用手法复位、固定、制动等方法治疗，后期再进行康复功能锻炼。症状较重，断端出现骨化现象或发生骨不连，骨折愈合较为困难时，需手术切开复位或石膏外固定治疗。疲劳性骨折发生后，如得不到及时休息，作用力持续存在，骨小梁断裂将导致完全性骨折，所以患者应及时休息，纠正错误动作、姿势，避免应力反复作用于伤处造成再伤。

六、腿部摔伤

健身走或健身跑的场地不平坦或鞋袜不合适，都容易导致锻炼者摔倒、摔伤，因此，要选择宽阔平坦的地点锻炼，锻炼时要选择合适的鞋袜。腿部摔伤的受伤情况会有个人差异，若有开放性伤口，应及时用酒精、碘酊消毒，并用干净的纱布包扎，防止感染；若有红肿瘀青，但无开放性伤口，则可以用冰块、冷毛巾冷敷，防止红肿扩大，摔伤两天后可以用一些云南白药等活血化瘀的药物帮助恢复。摔伤急性期切忌热敷或使用活血药物，否则易使红肿更严重。摔伤特别严重时要及时送往医院检查，排除骨折风险。

七、过度紧张

（一）发生原因

过度紧张是指过度的或长时间持续性的紧张，在锻炼时过度紧张可能会心跳加快、呼吸困难，从而导致晕厥。另外，过度紧张也可能导致肌肉不协调，引起肌肉损伤。

（二）处理方法

若在健身走或健身跑时过度紧张，首先，可以有意识地控制呼吸，调整自己的呼吸节奏。其次，放松肌肉也是不错的选择，慢慢拉伸自己的肌肉使其放松，也能使整个身体放松，或者也可以转移注意力，比如听音乐等。最后，心理暗示自己这项运动很简单。锻炼结束后一定要充分拉伸，防止肌肉酸痛。

第五章　不同人群的健身走跑

第一节　青少年健身走跑

一、健身走跑对青少年身体发育的重要作用

青少年时期是人一生之中的黄金时期。在这一时期，人体各组织、肌肉、器官系统等均得到快速地发育和成长，并日趋成熟。身体的各项素质（如力量、速度、耐力、柔韧、灵敏等）也处于上升阶段，表现为身体强健、精力旺盛。

青少年时期是身体发展的高峰期，也是进行身体锻炼、提高身体各项素质的最佳时期。此时的身体锻炼，应注意全面发展各项身体素质，促进机体各器官系统的综合发展；可以采用伸展性的练习手段发展力量，不宜采用大负荷的力量练习；应多进行克服自身体重的练习，发展上下肢及躯干等力量；运动强度不宜过大，避免长时间的憋气和静力性练习；等等。

由此可见，作为运动强度相对较低、能量消耗相对较小的运动，健身走跑相比于其他运动项目，对于促进青少年身心发育，有更加积极的意义和作用。

第一，促进青少年的大脑发育。有学者研究表明，走跑能增加大脑的重量和大脑皮层的厚度，使大脑神经细胞增多，延缓脑神经细胞的衰退，有益大脑发育。

第二，走跑有助于提高青少年的逻辑思维能力和记忆能力。走跑锻炼能使大脑组织的缓冲能力明显提升，抗酸抗碱能力得到增强，氧化酶系统活性提高，为

大脑更好地发挥逻辑思维能力、增强记忆力创造便利条件。

第三，青少年长期参加健身走与健身跑锻炼，可以促进新陈代谢，加快血液循环，增强心脏收缩能力，使心搏有力、心肌发达、心脏储备力量大、每搏输出量增多等。同时，走跑运动提高了青少年的需氧量，排出的二氧化碳量也相应增加，肺活量水平得以提升。

走跑锻炼时，流入肌肉中的血液增多，代谢旺盛，既能促进肌肉蛋白质的增加，又能增加肌肉中的毛细血管数量，提高肌肉活动水平。走跑运动可以促进肌肉活动，对骨骼有较好的刺激作用，利于骨骼的快速生长发育，表现为青少年身高增加、体型健硕等。

第四，走跑运动可以培养青少年坚忍的性格和稳健的情绪。青少年时期，正是学习大量知识、完成较重学习任务的时期，青少年长期处于精神紧张状态。参与走跑锻炼，不断地提升与超越自身运动能力，可以排解各种不良心绪，提高心理抗压能力。同时，通过变换场景，青少年在新的环境中运动、学习，可以缓解精神疲劳，使其精神振奋。

此外，集体形式的走跑锻炼可以增进青少年之间的沟通和交流，让彼此产生亲近感，进而形成坚忍、合作、诚信、公正、礼貌等优秀品质，促进青少年人格的全面发展。

二、适宜青少年的走跑形式

青少年活泼好动、精力充沛，有积极进取、不畏困难、顽强拼搏的决心和勇气。因此，适宜青少年的走跑形式具有运动强度大、持续时间长、动作技术难等特征，其中以快速走、快速跑、耐久跑、障碍跑等最具代表性。

（一）快速走

快速走相比于一般的健身走，速度更快、距离更长、运动强度更大，很适宜于体能充沛、充满朝气的青少年。就其锻炼效果而言，接近于慢跑，但安全性较慢跑更好，对场地器材的要求也不高，适宜青少年群体广泛开展。

（二）快速跑

快速跑侧重发展人体的速度素质、快速反应能力和快速位移能力，而青少年时期恰恰是大脑皮层兴奋性活跃时期，因此，非常适宜利用快速跑的形式，发展速度能力。可以通过起跑反应练习、频率练习、快速协调练习、短距离加速跑练习等，发展青少年的速度素质。但由于快速跑持续时间短、身体所需的氧气量远大于青少年摄取氧气的能力，而青少年相比于成年人，无氧代谢能力和心肺功能偏弱，呼吸系统的功能尚不完善，因此，不适宜进行最大强度的无氧代谢练习。在快速跑练习时，要把控好跑动距离、运动强度、练习次数及间歇时间等，既要达到锻炼效果，也不要出现过度运动现象。

（三）耐久跑

耐久跑是发展人体有氧代谢能力、提升心肺功能的有效手段之一。青少年时期是发展耐力素质的黄金时期。由于青少年神经系统在发育过程中，大脑皮层兴奋和抑制两个过程发展不均衡，表现为兴奋过程占优势而抑制过程相对较弱，因此，耐久跑的练习形式应力求多样、不断变换，如采用快慢跑交替、匀速跑、定距跑、定时跑、越野跑等方式。在跑的过程中，应强调协调放松、呼吸自然、动作连贯、步伐稳健等。

在耐久跑练习中，应根据青少年的年龄、性别、性格、心理、体质、体能等特征，合理安排运动量、运动强度和练习密度等，并科学安排间歇时间，防止练习对青少年造成过大的生理负担，影响身体健康。此外，在青少年练习过程中，应加强医务监督。通过外部观察、脉搏测定等途径对青少年进行诊断，如发现青少年有不适反应，应调整练习内容，减轻负担；必要时，应及时进行医疗检查。

（四）障碍跑

相比于其他跑类练习，障碍跑较为复杂，移动速度快，并且受到各种各样障碍物的影响，因此，障碍跑对改善人体中枢神经系统、提高人体运动系统多肌群的调控与支配能力、提升呼吸系统机能、促进身体各项素质全面发展、培养勇猛果敢的意志品质等，具有积极的作用。

由于障碍跑中存在多种障碍物，因此，在组织练习时，应对障碍物的种类、数量、摆放位置、跨越难度等进行充分考虑，并结合青少年的身体素质的实际状况，科学安排练习内容和运动强度。一般而言，障碍物的难度应由易到难，逐步提升；在保证安全的前提下，全面发展学生的运动技能和身体素质。

三、青少年健身走跑中需要注意的问题

（一）合理安排运动负荷

青少年天性好动，对新事物有强烈的好奇心和兴趣，体育运动亦然。因此，青少年在健身走跑过程中，应遵循"循序渐进，适可而止"的原则，避免出现运动损伤。一般而言，健身走的时间需要 45～60 min，健身跑的时间需要 20～30 min；同时要把握好运动强度，运动强度过小，达不到运动效果，而运动强度过大，则会对青少年身体器官、系统造成损害，影响健康。通常来说，青少年运动时的最佳心率为 140～160 次/min。

（二）激发青少年对走跑运动的兴趣

青少年对新事物的敏感度高、好奇心强，但具有短暂性；一旦青少年认为新事物对其吸引力下降，则会逐渐对新事物冷淡。走跑运动属于周期性运动，运动技术结构稳定，如果一味地进行枯燥、重复的走跑循环，长此以往，健身走跑对青少年的吸引力势必下降。因此，应不断创新健身走跑的运动形式和开展方式，在穿插使用前文提及的快速跑、耐久跑、障碍跑等手段的基础上，再将游戏内容"植入"走跑之中，如采用"跑步传球接力""圈内抢球""运球跑接力"等游戏形式，使健身走跑运动形式更加多样、妙趣横生，激发青少年的学习兴趣与运动热情，从而达到预期的健身效果。

（三）坚持不懈，有始有终

体育健身是一个漫长的过程，不是一朝一夕可以完成的，也没有捷径可走，唯有脚踏实地、坚持不懈，方能达到效果。故体育理论界倡导"坚持体育运动，形成终身体育的意识"，其义亦在此。青少年的健身走跑，应首先树立坚强的意志和坚持不懈的恒心，既能"冬练三九"，也能"夏练三伏"，万不可"三天打鱼，两天晒网"！只有通过长期、科学的健身锻炼，才能达到增强体魄、增进健

康的目的。一般来说，青少年每周走跑锻炼的次数 4～5 次为最佳，且在前一次的锻炼效果尚未完全消失前，就要进行下一次锻炼，可以使每次的锻炼效果逐渐递增，达到预期的健身效果。

（四）体育锻炼与营养补充"齐头并进"

营养补充与体育锻炼是维系人体健康的两个重要因素。以体育锻炼为手段，以科学的营养膳食为保障，依靠锻炼的消耗过程获取超量恢复过程，使更多的能源物质在机体聚积，提高机体各器官、各系统的机能。此时获得的健康，比单纯以营养作保障的健康，则上升了一个高度。而青少年在健身走跑运动中的营养补充，应根据具体的运动形式和内容而定，如快速跑运动中，运动时间短、运动强度大，以无氧供能为主。在膳食中，应补充丰富的动物性蛋白质，同时适当补充磷、碳水化合物、钙、镁、铁等，以改善神经控制和神经传递，提高肌肉收缩质量。而在耐久跑中，运动强度小、运动时间长，属于有氧供能。在膳食中，应注重补充维生素、矿物质、钙、磷、铁、钠等，增强机体能源物质储备，提升心肺功能和抗疲劳能力。

第二节　中青年人健身走跑

一、健身走跑对中青年人身心健康的影响

中青年阶段被称为人生的睿智时期，因为人的身体生长、心智水平、思维能力等在这一时期均趋于成熟稳定。而进行科学、有规律的走跑健身，对于维系中青年人神经系统、心血管系统、消化系统、运动系统等正常工作与运转，具有积极的意义和作用。

（一）缓解疲劳，放松身心

中青年群体大多面临繁重的学习、工作等压力，承载着社会、事业、家庭等多方的重担。在此背景下，我国中青年群体的身心健康现状不容乐观。健身走跑是极易开展的运动项目，且活动范围多在环境优美、安静的公园或绿荫道路之

中。在优美的环境中进行锻炼，可以暂时将烦琐的学习、工作等抛诸脑后，对于缓解工作、学习、生活等造成的疲劳，减轻自身压力，陶冶情操及树立健康向上的人生观等，具有积极的促进作用。

（二）保护心脏，延缓心血管衰老

有研究表明，中青年人发生心脏疾病的比例逐年上升。若要预防此类状况的发生，需要增强心血管系统的功能。通过有规律地健身走跑，可以提高心肌的兴奋度，增强心肌的收缩力度，加速心肌处的血液流通，为心肌带来充足的氧气，增强心脏的运动强度，提高心脏功能；此外，中青年人经常参加健身走跑，可以降低人体血脂，降低心肌血管疾病的发生率，延缓心血管老化，加强血管的抗压能力，对于预防高血压、心脏病等，具有积极的意义。

（三）提升消化系统功能

经常参加健身走跑，可以促使机体肠胃组织分泌更多的消化液，提高肠胃的消化功能，既可以帮助中青年人提升食欲，改善消化系统；又可以提高消化食物的能力，从而提升肠胃对能量物质的吸收。此外，有研究表明，科学、有效的健身走跑锻炼，对于预防消化系统疾病（如肠炎、胃炎等），具有一定的辅助作用。

（四）增强中青年人群免疫力

中青年人精力充沛，正值"盛年"，但由于工作、生活等多方压力的压迫，熬夜加班、不规律饮食、抽烟酗酒等现象比比皆是，中青年人群的身体健康状况不容乐观。很多中青年人自身的免疫能力逐渐下降，表现出亚健康状态。而参加健身走跑锻炼，可以使中青年人暂时从各方的压力中解脱出来。通过运动锻炼，释放心中的压力和消极情绪，有效发展身体各器官系统功能，不断提升自身免疫力，进而预防感冒、发烧、咳嗽等轻微疾病的产生，提高人体抵抗各种疾病的能力，起到自我保护的作用。

（五）有益于控制体重

中青年人随着年龄的增长，身体的基础代谢水平在逐渐下降，如果过多地摄入能量物质，但又缺乏足够的体育运动，越来越多的脂肪将贮存在人体之中，这不利于健康。经常参加健身走跑运动，不仅可以强身健体，而且可以消耗身体中多余的脂肪，加速体内能量的释放，提高身体的代谢能力和水平，从而使中青年人保持一个良好的身材，为更好地工作、学习与生活提供基础保障。

二、适宜中青年人的走跑形式

中青年人相比于青少年，年龄逐渐增大、身体运动能力缓慢下降。因此，在选择走跑的练习手段时，应遵循有氧运动为主，无氧运动为辅的原则。

（一）大步走

大步走可以增大身体运动幅度，加大身体各部位的协调用力，促进身体的连贯性运动。通过大步走练习，可以加快全身血液循环，促进机体新陈代谢，提高肺功能，加大身体各关节（如髋关节、膝关节、踝关节、肩关节、肘关节等）的活动力度和幅度，提高各关节之间的柔韧性和灵活性，进而达到锻炼身体的目的。在进行大步走练习时，初学者应选择一个适合自身实际的距离，在这个距离内进行周期性的往返练习；随着运动能力的逐步提高，适当增加运动距离，以达到更佳的健身效果。大步走时，应尽量将步长拉大，保持好每一步的幅度和力度，同时注意心平气和，脚步舒缓。在身体条件允许的情况下，尽可能将上述动作保持较长的时间。

（二）跑走结合练习法

跑走结合练习法是指在跑步过程中结合走路练习的方法。这种练习的运动强度可因人而异，并且可以循序渐进，对于中青年人尤其是初次进行健身走跑的练习者而言，非常实用。在具体的练习中，可采用多种形式的跑走组合练习，可以先慢跑300 m，然后大步走100 m，如此反复练习3~4次；也可以先慢跑600 m，然后大步走100 m，反复练习3~4次；亦可以先慢跑800 m，再大步走50 m，反复练习5~6次；等等。无论采用何种跑走组合练习方式，都应注意：在练习前要做好充分的准备活动，避免关节、肌肉、韧带等受伤；初学者的练习强度一定要小，在掌握运动方法、自身运动能力提升后，再逐渐增加慢跑距离、减少行走距离，并逐渐增加练习组数；练习中，若身体感觉不适，应立即停止，必要时寻求医疗救助。

三、中青年人健身走跑中需要注意的问题

（一）选择适宜的运动场所

愉悦身心、减缓压力，是中青年人群选择健身走跑运动的一个重要原因。而对于健身者而言，在静谧优美、绿树成荫、鸟语花香的室外进行锻炼，则是实现上述目的的一个重要保障。因此，应选择适宜的场所进行健身锻炼：远离城市的喧嚣、优美安静的外部环境；活动场地路面应平坦整洁，没有障碍物；拥有一定数量的健身辅助设施和器材，利于健身者进行准备活动和运动后的放松拉伸；等等。

（二）循序渐进，量力而行

中青年人随着年龄的递增，身体运动能力呈缓慢下降的态势。因此，在进行健身走跑练习时，应牢记循序渐进的原则，量力而行；不能急于求成，要做到心态放松、脚步轻盈，逐步提升练习的强度和密度并长期坚持。在具体的练习时，应时刻注意自身的身体感受，如有不适应立即停止并进行相关的治疗等。

（三）做好充分的热身运动和运动后的整理活动

中青年人在练习前，应做好充分的热身运动，适当活动腰部和四肢关节，拉伸各关节韧带，活动时间一般在 8 ~ 10 min。在练习结束后，应尽快进行身体的拉伸与放松运动。放松拉伸使身体的各部分肌肉得到一定程度的放松与恢复，为后续进行健身走跑锻炼，打下良好的基础。

第三节 老年人健身走跑

一、健身走跑对老年人身心健康的影响

进入老年阶段，人体的新陈代谢水平逐渐下降，身体器官开始老化、衰弱，呼吸系统、神经系统、血液循环系统、运动系统等的机能也逐渐降低。上述现象的出现属于自然规律，不可避免；但科学、有效的体育运动，则有可能延缓上述

生理现象出现。健身走跑运动强度低，对场地、器材等要求不高，非常适宜老年人开展；长期坚持，对老年人身心健康有积极的促进作用。

（一）改善神经系统机能

伴随着年龄的增长，老年人神经系统的调节能力逐渐降低，神经细胞的活跃程度下降，表现为注意力分散、思路不清晰及反应迟缓等。适当的健身走跑，可以使老年人大脑皮层兴奋与抑制过程趋于平衡稳定，提高其敏感性。

（二）提高血液循环系统机能

老年人血管弹性差，血管腔变窄，心肌收缩能力减弱，血压偏高。健身走跑锻炼可以增加老年人肌肉活动次数，加快血液循环，增强心脏机能，动员心脏部位更多的毛细血管参与到运动之中，从而使老年人心肌搏动慢而有力、血管有节奏地张弛，提高血液循环系统机能。

（三）改善呼吸系统机能

步入老年，人体呼吸系统机能逐年下降，表现为肺活量减少、呼吸深度下降、呼吸局促、胸闷等。有规律地健身走跑练习，可以使呼吸肌得到锻炼，肺活量得到提高，最大吸氧量也得以提升，达到改善呼吸系统机能的目的。

（四）提高消化系统机能

老年人肠胃蠕动速度变慢，消化液的分泌量减少，易产生消化不良、腹胀、便秘等症状。科学的健身走跑，可以促进老年人胃肠道蠕动，加大腹直肌和膈肌上下振动幅度，并对肠胃和肝部进行"按摩"，增加肠胃消化液的分泌，提高消化系统的机能。

（五）提高运动系统机能

老年人的肌肉逐渐萎缩，肌肉易疲劳，骨质疏松、脆弱，极易发生骨折。健身走跑练习可以使老年人的肌肉结实有力、富有弹性，关节活动灵敏，筋骨强壮；此外，还可以预防肌肉持续萎缩、骨质疏松、关节增生等病症。

（六）充实生活，陶冶情操

老年人在生活中经常遭遇孤独、抑郁、忧伤、苦恼的情景或事件，心理状态也会受到影响而出现波动。经常参加健身走跑，拥抱大自然并在其中愉快地锻炼身体，可以使老年人精神焕发、身心愉悦；长期坚持锻炼，可以帮助老年人树立积极、阳光、充满希望的人生态度，使老年人以更充沛的体力、更健康的心态，去拥抱更加美好的生活！

二、老年人如何选择适宜的锻炼负荷

健身走跑对老年人身体健康的促进作用，毋庸置疑，但并非多多益善。如何为不同的老年人选择适宜的锻炼负荷，是关系老年人能否持续地坚持锻炼，以及锻炼是否会取得积极效果的重要问题。一般而言，老年人的锻炼负荷应因人而异、因时而异、因势而异：不同年龄的老年人，运动能力各不相同；在不同的季节、时间、气候条件下，每个人的运动能力也有所不同。因此，选择锻炼负荷，一方面要避免运动负荷过大，对练习者造成较大的生理负担，引发伤病；另一方面要避免运动负荷过小，否则无法达到运动效果。

因此，对于初学健身走跑的老年人，应循序渐进地安排锻炼内容和锻炼负荷。首先，可采用快速健身走，距离控制在 300 ~ 500 m，运动中脉搏频率不超过起步时的 50%；约 3 周后，可再延长 250 ~ 500 m；数月后，总距离控制在 3 000 ~ 5 000 m。其次，采用快走与慢跑交替进行的锻炼内容。快走 200 ~ 400 m，慢跑 100 ~ 200 m，反复进行，共计 10 ~ 15 min，坚持进行 2 ~ 4 个月。再次，每天慢跑 500 ~ 1 000 m，坚持 3 个月。最后，每天慢跑 1 000 ~ 2 000 m，坚持 4 个月。

此外，对于具有一定运动基础的老年人而言，也应慎重地选择锻炼负荷，不可盲目地增加锻炼负荷。在安排锻炼内容时，应穿插进行多种形式的体育运动，如太极拳、健身功操、乒乓球、广场舞等，既可以丰富运动形式和内容，又可以把控好运动强度，防止伤病。

在每一次练习结束后，老年人应及时进行自我诊断：感觉状态良好，脉搏频率能在练习后 15 ~ 20 min 内恢复正常或不超过正常值的 30%，表明负荷适宜；否则，应及时调整。

三、老年人进行健身走跑时需要注意的事项

老年人运动能力弱，反应较慢，在进行健身走跑锻炼时，应注意以下七个方面：

（1）在运动前应充分评估自身的健康状况、运动能力等，选择适宜的锻炼内容和锻炼形式。

（2）必须进行全面认真的准备活动，时间可稍长。

（3）严格遵照循序渐进和区别对待的原则，根据自身感受、脉搏测定结果等控制运动量，不可贪多冒进，不要勉强走跑完既定的距离，更不能有脱离自身水平争强好胜的心理。

（4）对于患有慢性病的老年人，应谨慎地选择锻炼内容和运动强度，严格遵循医生的建议进行运动，并做好自我监督。

（5）注意安全和个人卫生，避免在繁闹的城市街头或马路进行健身走跑，饭前 1 h 或饭后 1 h，方可进行锻炼。锻炼结束后，及时洗澡更换衣服，防止感冒。

（6）练习时间选择要恰当，避免在雨雪天气进行锻炼。不宜在清晨或傍晚进行走跑练习，因为早晚的温度并不十分适宜锻炼，且清晨空气中的氧气含量尚不充足，对身体健康不利。老年人参加锻炼，一般在下午为宜。

（7）健身运动消耗身体能源物质，因此，在练习结束后，应注意营养物质的补充，使身体能量达到供需平衡，否则有害健康。

四、老年人走跑后的营养补充

营养是老年人身体健康、充满活力的重要物质保障。全面、良好的营养供给对延缓衰老、预防疾病、增进健康等，均大有裨益。老年人在锻炼后，需要及时补充营养，但要掌握适度原则，不能暴饮暴食，否则危害健康。

老年锻炼者的营养补充应注意以下三个方面。第一，注意平衡膳食。在日常生活中适当增加富含蛋白质、维生素的粗粮的摄入，并与细粮达成 2∶8 的比例，达到营养平衡。第二，一日三餐要有规律。遵循"早餐吃好，午餐吃饱，晚餐吃

少"的规律。老年人早餐应注意碳水化合物和蛋白质的摄取，可适当摄入含少量脂肪的食物，牛奶＋鸡蛋是较好的选择。午餐可摄入总热量较高的食物，以肉类、豆制品、禽类和蛋类等富含蛋白质和脂肪的食品为佳；晚餐的热量要低于午餐，多吃富含碳水化合物和易于消化的食物。第三，老年人锻炼后的饮食应注意酸碱性食品的合理搭配，以维持内环境的酸碱平衡。一般而言，酸性食物包括米、面粉、鱼类、肉类等。碱性食物包含奶类、青菜、豆腐等。中性食物包括鸡蛋、大豆及水果等。运动后体内有酸性代谢物堆积，因此，可适当补充碱性食物。同时，运动中人体的部分矿物质会有消耗，应及时补充，以土豆、胡萝卜、牛奶、牛肉、牡蛎等含有微量元素的食物为宜。

五、哪些老年人不适宜进行健身走跑

健身走跑益处多多，但并非人人适合。在具体的实践中，要因人而异，科学控制运动负荷，防止意外事件的发生。国外研究表明，在慢跑运动中出现"猝死"现象，已非偶然；而在猝死的人群中，多数是由心肌梗死之类的心脏病、大动脉瘤破裂等循环系统疾病引起。另有研究表明，老年人身体机能下降，心血管和内脏的代谢功能降低，因此，在较大运动负荷的走跑中，极易诱发心脑血管疾病和突发内脏病症。鉴于此，一些年事已高的老年人及患有一定疾病的老年人，应谨慎地选择健身走跑练习。对于患有下列疾病的老年人，不建议其参加健身走跑：心脏病患者，如心脏瓣膜功能障碍、心肌炎、冠状动脉硬化等；肾脏疾病患者，如肾炎、肾结石、肾囊肿等；肺部疾病患者，如肺炎、肺结核等；肝胆疾病患者，如肝炎、肝硬化、胆囊炎、胆道疾病等；贫血患者；过于肥胖者；五官、胃及支气管病患者等。

上述疾病患者不适宜参加健身走跑，但并不意味着不能运动。由于健身走跑的运动强度稍大，会造成机体的新陈代谢加快，加大机体内脏器官的代谢负担，继而会加重上述病症，危害健康。因此，患有上述疾病的老年人，应选择运动强度低的健身运动，如太极拳、健身功操等。同时，应根据自身的实际状况，针对性地选择健身内容和运动负荷，定期接受医生检查，时刻对自身进行全面的健康督查。如此，健身运动在促进老年人身体健康水平的持续提升、使其享受更加快乐的晚年生活等方面，将起到更加积极的推动作用。

第四节　女子健身走跑

一、健身走跑对女子身体健康的作用

健身走和健身跑均属于低强度有氧运动。从女性的身体形态特征和生理特点看，健身走跑十分适宜女性：女性的身高较男性偏低，上下肢的长度较短，限制其绝对速度的发挥；相比于男性，女性的力量、速度素质水平偏低，无氧运动能力较男性偏弱；而女性的耐力素质较好，耐疲劳性高于男性，适宜有氧运动等。因此，有规律地参加健身走跑练习，对女性身体健康有重要的促进作用。

（一）有益健康

世界卫生组织认为健康不仅仅是没有疾病，而是身体、心理及社会适应上的完好状态。现代社会的部分女性，受工作、生活、家庭等因素影响，缺乏足够的体育锻炼，出现肥胖、心理障碍及社会适应性差等问题，危害健康。健身走跑可以改善女性中枢神经系统机能，使其头脑清醒、思维敏捷；改善心肺功能，促进血液循环，提高呼吸系统和微循环系统的机能；改善运动系统功能，使骨骼变粗、骨密质增厚、骨骼肌结实有力，促进机体发育，增强体质；等等。健身走跑还可以使女性心情舒畅、精神愉快；运动调节情绪、改善心情，使女性的身体和心理保持健康，变得坚强、勇敢、自信，进而实现良好的社会适应性等。

健身走跑对女性的健康作用毋庸置疑。适宜的健身走跑练习，可以使女性实现体态轻盈、体重标准、食欲好、睡眠佳、精神愉悦等良好的身心状态，展现女性由内而外的无穷魅力！

（二）减肥塑身

体育锻炼是减肥瘦身的有效手段，其中以有氧运动为佳。在运动中，人体内

有多种能源物质参与其中。如果以减肥为运动目的，则应在运动中动员脂肪供能。健身走跑运动时间长，运动强度低，对于减肥者而言，是极为可取的运动。

女性的美包括健康美、形态美、气质美、动作美等，这些美是高尚的美、优雅的美，反映出社会女性作为自然界的一部分朝气蓬勃的自我意识与自律要求。虽然女性的美，部分是天生的，但也有部分是后天形成的，只有经过长期努力的坚持运动，用心呵护，才能永葆青春光彩。

女性自身复杂的生理特征及不同时期身体、心理微妙变化的多样性，决定了女性长期坚持锻炼的必要性。一般而言，婚后、产后、更年期的女性，身体形态易发生变化，表现为腰部、腹部的脂肪增多，手臂和腿部变粗，背部变厚等；身体形态的微妙变化，对女性的身心健康发展，会产生潜移默化的影响。而在此期间，坚持健身走跑等有氧运动，可以提高呼吸和心肺系统功能，增强下肢力量，改善腿部线条和减少腰、腹部脂肪堆积。长期坚持可以增加踝关节的力量，能使女性步态轻盈，增强肌肉紧张度，形成充满朝气、乐观自信、举止得体的良好状态。由此可见，持之以恒地参加健身走跑，对于帮助女性减肥塑身、优美形态，具有积极的推动作用。

（三）延缓衰老

衰老是人体机能缓慢衰退的过程，是不以人的意志为转移的客观规律。然而，利用一定条件，通过人的主观能动性来延缓衰老和预防未老先衰，是有可能实现的。

有研究表明，百岁以上的长寿者，除了具备性格开朗、自信乐观、作息有规律等特征外，坚持运动、长期锻炼也是他们具备的另一个共同特征。经常从事有氧运动，可以使女性的心肌能力增强，心率降低；而心率相对偏低，人的寿命也相对较长。经常参与运动，可以加快女性机体的基础代谢，从而使体内的有毒有害物质及时排出体外，防止其在人体内堆积；增强女性的抗疾病能力，促进细胞更新，调节心理活动、陶冶情操。可见，体育运动对女性延缓衰老、保持青春朝气，起到一定的功效，是女性健身健心的一剂良方。

二、特殊时期女子健身走跑的锻炼形式与注意事项

（一）月经期女子健身走跑的锻炼形式与注意事项

月经是女性的正常生理现象。在此期间，女性会出现腰酸、疲倦、乳房发胀等生理现象。月经期间，如果身体健康且无痛经或经血量特别多等现象，均可参加适量的体育运动。通过运动，可以促进女性体内血液循环，改善盆腔血液供应；运动时腹壁肌、盆腔肌交替收缩与舒张，促进子宫内膜剥离，利于经血排出，能减轻盆腔局部充血、小腹下坠胀痛等感受。

月经期的女性，应避免参与强度大、持续时间长的剧烈运动及静力性练习，而应该循序渐进：最初可以散步，待身体逐渐适应后可快步走，其后可慢跑，最后过渡到中速跑。但应注意：无论采用何种练习方法，均应根据自身的年龄、身体状况及运动水平等谨慎运用，且在练习间隙应注意适当休息，防止过度疲劳。

（二）妊娠期女子健身走跑的锻炼形式与注意事项

医学研究证实：女性在妊娠期进行适度的身体锻炼对神经系统有较好的促进作用，能使其身体状态和精神状态均保持在较好的水平；适宜的体育锻炼可在一定程度上缓解孕妇的腿部浮肿、便秘及其他不适现象；增强肌肉力量和呼吸系统的机能，为以后的分娩做好积极的准备；等等。

女性在妊娠期最适宜的健身形式是散步。在散步过程中，应根据自身的情况，量力而行：速度不应过快，距离亦不应太长，稍感疲劳时应立即休息；同时，严禁空腹进行锻炼，一般应在饭后 2 h 后；尽可能在户外散步，并避免在雨、雪等恶劣天气条件下进行锻炼；等等。

（三）产后恢复期女子健身走跑的锻炼形式与注意事项

研究表明：产后进行锻炼的妇女，精神状态更加饱满；子宫的收缩能力更好，血水的排出时间也将缩短，产后疼痛也会减轻；等等。但如果产妇在分娩时实施了手术、大量出血及体温过高等，则不得进行任何体育运动，需要卧床休息。

产妇在分娩后的 1~3 个月内，应躺着进行练习，加强腹壁和骨盆底肌的力

量，收紧松弛的腹部，促进子宫的收缩与复原。此后，可依次进行慢走、走跑交替、慢跑等运动，但也因人而异，控制好运动负荷，开始最好是采用低强度、时间短的方式进行走跑锻炼，循序渐进。

（四）更年期女子健身走跑的锻炼形式与注意事项

进入更年期的女性，会出现失眠、烦躁、乏力、心悸、忧郁、疑虑等不适现象，还会伴有视力疲劳、眼部水肿等症状，危害女性健康。更年期的女性进行适度的锻炼，可以改善血液循环和新陈代谢，使肌肉变得健壮有力，使骨骼变得粗壮，延缓骨质流失，提高身体的灵敏性、协调性，以及反应的即时性和准确性等。

在户外环境中进行快走和慢跑，是适宜更年期女性的运动方式。步行和慢跑属于长骨、脊柱的负重行进性运动，能增强肌肉对骨骼的支持力，提高其灵活性。更年期女性在进行走跑锻炼的过程中，应注意以下事项：每次走跑的练习内容和练习时间，应根据自身的实际情况而定，不可盲目逞强，不可为完成既定目标而过度运动；每次练习前，要做好充分的准备，如穿着舒适的运动装备、适当进行热身运动等；练习结束后，应注意恢复与调整，并配以必要的营养补充，为下一次运动做好准备。

第五节　慢性疾病患者健身走跑

慢性疾病患者，指的是体弱力衰、久病初愈及需要长时间治疗的慢性病人。此类人群未完全丧失运动能力，生活可以自理；而通过健身走跑运动，可以在一定程度上缓解病理状态、辅助恢复身体机能、预防和治疗部分疾病、促进健康等，继而使患者早日恢复到常人的工作、生活状态之中。

一、高血压患者

（一）健身走跑对其健康促进的作用

健身走跑是预防和治疗高血压病的重要辅助治疗方法。走跑运动可以降低血压、改善自觉症状、减少药物用量、巩固疗效等。具体而言，体现在以下方面：改善高血压病患者的无条件性的血管反射，调整血管运动中枢的工作状态，并通过作用于大脑皮质，使血压趋于稳定；改善自主神经系统的功能，降低血管平滑肌细胞对运动的反应性，放松血管平滑肌，控制血压；改善血流动力学反应，提高对体力活动的适应性，巩固身体运动能力；调节性情，舒缓压力，改变不良心绪，减少血压波动幅度，减少神经功能症症状；等等。

（二）采用的主要锻炼形式与内容

一般而言，步行、慢速跑等有氧健身运动，较适宜高血压病人。对于第 1 期高血压病人，宜采用快速步行的健身方式，步速控制在 120～125 步/min，每次坚持 10～15 min，每周锻炼 3 次；而第 2 期高血压病人，适宜中速步行，步速控制在 100～110 步/min，每次坚持 10～15 min，每周锻炼 3 次；针对第 3 期高血压病人，适宜慢速步行，步速不做要求，每次 3～5 min，每周锻炼次数根据个人的具体情况而定。

（三）锻炼注意事项

高血压病人在进行健身走跑锻炼时，应注意以下事项。体育锻炼与药物治疗相结合。体育锻炼不能代替药物治疗，但可以辅助药物治疗，使药效达到最优。因此，应将体育锻炼与药物治疗有机地结合起来，使彼此发挥最大效益。遵循逐渐递增的原则，初次练习者应安排较小的运动量，慢慢递增；针对不同类型的高血压患者，选择不同强度的走跑锻炼，如第 1 期高血压患者，运动强度可稍大，而第 3 期高血压患者，则以慢速散步为主。注重自我监控，每次锻炼开始和结束，要自测脉搏，一般运动后的脉搏不超过运动前的50%。走跑练习中如出现身体不适的症状，应立即停止练习，进行休息；必要时，寻求医生救援。

二、冠心病患者

（一）健身走跑对其健康促进的作用

大量研究和实践证实，健身走跑对促进冠心病患者的健康有多方功效：健身走跑可扩张并连通阻塞段两侧的小血管分支，加强侧支循环，增加心肌的血液灌输，提升心肌摄取和利用氧气的能力，降低心肌耗氧量，增强心脏工作效率；走跑锻炼可使心肌发达肥厚，收缩能力增强，心率舒缓，每搏输出量增大，静脉回流加速；可使血液中胆固醇含量降低，有助于调控高密度脂蛋白与低密度脂蛋白的比例；降低体重，减少对心脏的负荷，改善脂肪代谢异常，促使脂肪酸分解力增强，强化机体对脂肪酸的利用；等等。

（二）采用的主要锻炼形式与内容

冠心病患者进行走跑锻炼时，应根据不同的病理阶段，选择不同的走跑形式与内容。处于恢复期的冠心病患者，宜采用慢速步行。对于步行的速度和距离，不做具体要求，以身体无明显症状、无疲劳感为佳，同时应在家属陪同下步行，确保安全。处于复原维持期的冠心病患者，一般采用步行与慢跑相结合的锻炼形式，每周 3 次间隔一天进行，每次 20～50 min，并对运动前的准备活动和运动后的整理活动做好充足的谋划。对于慢性冠心病患者，可采用步行、走跑交替、慢跑等多种锻炼形式。采用步行锻炼，速度控制在 80～100 m/min，距离逐渐增加至 2 000～3 000 m；采用走跑交替锻炼，一般步行 1 min 与慢跑 30 s 交替进行 20 次，步行速度控制在 50 m/min，跑步速度控制在 100 m/min，总时间为 30 min；采用慢跑锻炼，速度控制在 100 m/min，距离逐渐增加至 1 000～2 000 m，总时间为 15～20 min。

（三）锻炼注意事项

适宜的体育锻炼，对冠心病患者的身体康复有良好的辅助作用，但也应注意以下事项。第一，必须根据患者的性格、年龄、病史、运动基础等，在医生的指导下进行，不能自由发挥。第二，控制好运动量。运动量过小，起不到锻炼作用，过大则可能危及生命。一般运动时的心率控制在最高心率的 70%～85% 为宜。第三，应选择下午进行锻炼，避免在清晨进行。第四，应在饭后 2 h 进行锻炼，锻炼后 1 h 内不宜进餐。第五，锻炼时如出现胸闷、胸痛、心悸、气短、头晕等症状，应及时中止运动，必要时向医生寻求救助。在下一次锻炼时，应减小运动量，避免危险状况再度发生等。

三、糖尿病患者

（一）健身走跑对其健康促进的作用

健身走跑可以使胰岛素的分泌受到抑制，血浆胰岛素浓度下降，抑制非运动组织对葡萄糖的利用，促进局部血流增加，强化胰岛素与肌细胞膜上受体的结合能力；使机体对胰岛素的敏感性提高，使胰岛素水平下降而葡萄糖含量不变，使血糖波动较小；使肌肉在血浆胰岛素下降的情况下，加强对游离脂肪酸与葡萄糖的摄取与利用；等等。

（二）采用的主要锻炼形式与内容

糖尿病患者应根据自身病情的轻重，选择不同的走跑锻炼形式：轻型糖尿病患者，宜采用运动强度较高的走跑运动，如快步走、走跑交替、慢跑等，快步走的速度控制在 80 m/min，时间约为 20 min；走跑交替中的步行速度控制在 85 m/min，跑步速度控制在 95～100 m/min，时间为 10～15 min；慢跑的速度控制在 110～120 m/min，时间约为 5 min。中型糖尿病患者，应采用运动强度较低的走跑运动，以散步为宜，速度控制在 60～70 m/min，时间为 20～30 min。

（三）锻炼注意事项

糖尿病患者进行走跑锻炼时，应特别注意以下事项：在运动前必须先实施饮食控制和药物治疗，待血糖和尿糖等指标趋于稳定后，再开始走跑锻炼；任何糖尿病患者，在运动前必须进行相关的体质测验（如跑台测验）以检查其心脏可以承担何种强度的走跑练习；患者在空腹状态或注射胰岛素还未进餐时，不得进行走跑锻炼；走跑运动仅适宜轻、中型糖尿病患者，重症糖尿病患者禁止参加走跑运动。

四、肥胖者

（一）健身走跑对其健康促进的作用

长时间、低强度的健身走跑运动，是肥胖者较为适宜的运动之一，对其减轻体重、增进健康有积极的帮助。在较长时间的有氧运动中，身体能量供应者是脂肪。通过动员脂肪参与供能，达到分解脂肪的目的，以降低体重。强度低、持续时间长的走跑运动，可有效利用身体脂肪组织中的贮脂和血液中的脂酸作为主要能源，减少体内脂肪贮量，降低血液中的贮酸含量，减轻体重等。

（二）采用的主要锻炼形式与内容

适宜肥胖者的运动项目有多种，散步、长跑、游泳、踢足球、登山、骑自行车、跳绳等均是上佳选择，其中慢跑和走跑交替练习方法更为适合。不同年龄的肥胖者，选择的锻炼形式和内容有所不同：儿童肥胖宜采用慢跑的练习方法，运动时的心率控制在 100～110 次/min，每次锻炼 30 min，每周 3～4 次；中青年肥胖者可采用运动强度稍大的中速跑，心率控制在 120～130 次/min，每次锻炼时间为 30～60 min，每周锻炼 4～5 次；老年肥胖者由于年龄大、体质弱、机体代谢水平低、易疲劳等特点，应采用散步的练习方法，对运动强度不做要求，时间以 20～30 min 为宜，每周 3～4 次。

（三）锻炼注意事项

肥胖者为达到较好的健身效果，应注意以下事项：锻炼前进行全面的医学检查，判定是否有心肺功能或心血管疾病，并在医生的指导下参与健身运动；走跑健身应与饮食控制紧密结合，严格控制脂肪、碳水化合物等能源物质的摄入；在走跑锻炼过程中，如感到很轻松或很疲劳，应及时调整锻炼负荷，提升锻炼效果；形成健身走跑的习惯后，可适当增加运动量，但要保证第二天身体可以恢复，否则维持运动负荷不变或稍减；锻炼中如身体感觉不适，应立即停止，必要时，应寻求医疗救护；尽量避免在高温、寒冷天气进行长时间的运动，注意防暑降温、防寒保暖；等等。

第六章 健身走跑的装备选择

第一节 健身走的装备选择

一、健身走着装的基本要求

舒适、安全的运动装备，是人们参与体育运动的重要物质保障。对于健身走而言，正确、合理的着装，对预防运动损伤、激发健身者的运动激情、达到更佳的运动效果，有重要的帮助。正确的健身走服装有以下若干注意事项。

首先，健身走服装的选择应关注两个方面：一是吸汗性好，二是透气性好。一般而言，纯棉质的服装吸汗性最佳。服装具有较好的吸汗性，可及时吸收运动中的汗水，皮肤的黏腻感会减弱，使健身者在运动时感觉更舒适；服装的透气性好，运动时人体的肤感会更好，有利于保持长时间的运动，取得预期的效果。为了保证服装的透气性，一般选择质地轻薄的衣物。

其次，在健步走时应准备两套服装。受工作、学习、家庭等因素影响，参与锻炼的人们一般选择在早晨或傍晚进行健身走，此时气温较低，因此，外出锻炼时应穿一件外套，热身运动结束后，可将外套脱掉；锻炼活动结束后，再将外套穿上做整理运动。锻炼过程中，运动内衣可能会被汗水浸湿，应在锻炼结束时更换一套干净的运动内衣，以防感冒。外套的选择，一般是以宽松款式为主，厚度可根据气候变化灵活选择，具备防风效果的外套更佳。

最后，如果是在室内进行健身走锻炼，应选择较为修身的服装，不可穿着宽松肥大的服装。这是因为室内场地空间小，部分场地（如室内健身房）内还有很多运动器材，过于宽松的服装极易飘挂到器械上，造成安全隐患。

二、选择鞋袜的注意事项

健身走时，应选择适宜的鞋袜，这对健身运动的顺利进行，有重要的作用。在选择鞋子时，应注意以下几个方面。

首先，每个人的脚型各不相同，要选择适合自己脚型的鞋子，过大或过小的鞋子均不可取。试穿鞋子时，可以一次试穿一只鞋子，不需要系鞋带。穿好后起立用脚尖点地，足跟与鞋子之间有一根手指的间隙则较为适宜。其次，对于体重偏重的健身者，应选择稳定性较高的运动鞋，而体重较轻者，落地瞬间有更好的避震效果的运动鞋则更适合。再次，健身走的运动量不及健身跑，但在步行中速度、距离却会逐渐增加，需要在鞋内增加鞋垫，以增加运动中的舒适感。对于足弓低者，可采用矫正鞋垫以支撑足弓，而对于脚底薄者，宜采用海绵泡沫鞋垫，防止长时间运动对脚底造成损伤。最后，鞋子的选择方面。第一，鞋跟平稳，硬度适宜。鞋子底面平整，落地阶段脚的稳定支撑效果也更好。第二，鞋子材质要柔软，鞋底弹性好，以便增大缓冲，增加在湿滑地面行走时的摩擦力，以保护前脚掌和脚趾不受磨损。第三，鞋底要有坡度，以保护胫骨、胫肌不受到损伤。第四，鞋子重量要轻，以便健身者可以进行较长时间锻炼。鞋的前脚掌部位以宽型较为适宜，鞋的前部应给脚趾留有活动的间隙，防止脚趾相互挤压形成血泡。第五，鞋子的透气性要好，鞋帮为网状形式的较为适宜，使运动中的脚汗及时排出，预防脚气病等。

选择袜子时，也应注意几个方面：第一，在进行短距离公路健身走时，棉质运动短袜更适宜；第二，尽量选用透气、减震效果更好的"圈针"织的袜子；第三，在寒冷的冬季，应选择保暖效果更好的羊毛袜子，但夏天不宜使用；第四，部分人造材料和合成材料的袜子，穿着冬暖夏凉，较适宜一年四季采用；等等。

三、需要配备的其他装备

健身走是一项大众化的体育运动，对运动装备的要求较低，一般只需要有运动服装、运动鞋（图6-1）、运动袜等，就可以参加锻炼。但为了使健身走运动更加安全和舒适，在运动中可以适当地配备相关的运动装备。一般而言，健身走的其他装备包括以下内容：为了预防健身走过程中膝关节损伤，可在运动中佩戴膝关节护具（图6-2）；支撑腿每次下落着地时，对踝关节的冲击力较大，可以佩戴踝关节护具（图6-3）；可以佩戴一块运动手表（图6-4），以便在运动中监测自身的心率、运动强度、运动量及持续进行的时间；天气炎热时，应准备一条干毛巾，及时擦拭汗水，预防感冒；准备一个运动水壶（图6-5），以便在运动中及时补充水分；在阳光过于刺眼的季节，可以佩戴一副护目镜（图6-6）；等等。

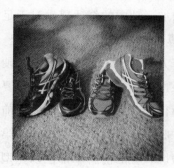
图6-1　健身走运动鞋

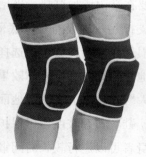
图6-2　健身走膝关节护具

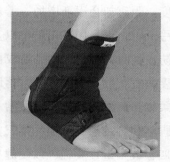
图6-3　健身走踝关节护具

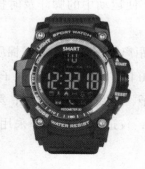
图6-4　运动手表

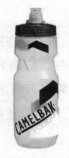
图6-5　运动水壶

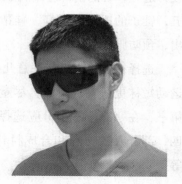
图6-6　护目镜

第二节　健身跑的装备选择

一、健身跑服装的基本要求

在健身跑锻炼中，正确合理的着装对顺利开展健身活动，起着十分重要的作用。若着装不妥，会使健身者在运动中产生不适感，不仅影响跑步时的心情，也会对服装造成损耗。如何正确地进行着装，有具体的要求。

健身跑服装的最低要求是要散热透气，以能吸湿排汗的材质为佳。在健身跑时，尽量不要穿纯棉的服装。因为纯棉服装容易吸汗，会越变越沉，粘连在皮肤上造成人体的不适，且会增加跑步的负担。一般而言，纯涤纶运动服、涤棉混纺运动服及含有氨纶成分的混纺运动服等，具有较好的吸湿透气效果，适宜大幅度、大强度的健身跑运动。

天气寒冷时，应穿着外套。为使健身者在运动中获得更舒适的感受，应选择既轻薄又保暖，且具备防风功能的外套。女性健身者还应准备运动内衣，避免大强度的运动对身体器官造成伤害。

跑步用的裤子一般分为两种：一种是田径短裤；另一种是紧身裤。田径短裤穿着轻便，透气性好，贴身舒适，利于长时间、大强度的跑步；紧身裤的长度各不相同，根据不同的功能分为压缩性不太强的紧身裤和强调压缩功能的紧身裤。具有压缩功能的服装，可以促进血液循环，调整跑步姿态，运动效果更好，但价格不菲，应根据个人的经济状况灵活选择。

由于健身跑运动时间长、运动强度大，应选择适宜的时间、场所进行锻炼，并灵活选择适宜的服装，这样运动效果会更好。在炎热的夏季，应选择在早上9点前或晚上9点后跑步，以穿着T恤、运动短裤为宜；在寒冷的冬天，一般在白天较暖和的时间段锻炼，宜穿着长袖T恤、长运动裤；夜间跑步，一般在晚上8～10点进行，穿着浅色或荧光服装，利于被他人和汽车司机识别，防止意外；在雨天跑步时，应在日间视线较良好的时间进行，建议穿防雨运动外衣；等等。

二、选择鞋袜的注意事项

在进行健身跑时，选择适合自己的鞋袜，对顺利完成锻炼活动具有关键的作用。经常从事跑步运动的人，如果穿着不合适的运动鞋，极有可能引发跟腱炎或者关节劳损。因此，在选择运动鞋时，应注意以下几点：鞋面应舒适贴脚，柔软且不容易变形，一般采用良好的透气材料，以保持脚部干爽；鞋的内部要平滑柔软，避免脚部与鞋子发生摩擦，脚趾应有一定的伸展空间，以免跑步时脚趾因为挤压而受伤；鞋的足弓部分应有支撑软垫保护足弓，这样即使踏在硬实的路面上，也能起到分散震力的作用；鞋跟的垫子应比其他部位稍厚，以减少足跟受到的震力；鞋跟的高度应与足跟吻合或稍高一些，以减少拉聚小腿的张力；鞋跟的外围材质应偏硬，或利用硬托承接足跟基底部位，使鞋跟更加牢固，不易变形和扭转，以降低跟腱劳损的风险；鞋底部分应稍稍向外伸展，使足跟落地时更加舒适；等。

与运动鞋类似，选择适宜的运动袜，对安全舒适地完成锻炼，也很重要。选择运动袜时，以下几个方面需要重视。首先，吸汗效果好。健身跑属于较大强度的运动，会出很多汗，尤其是脚底。如果袜子的吸汗性较差，鞋子和脚部会又潮又湿，容易滋生细菌，有害健康。其次，选择能起到一定支撑作用的运动袜，以能在足弓部位加强支撑、保护足部的袜子为佳。最后，选择具有减震效果的袜子。一般以厚厚的毛巾底袜子最为适合。

三、需要配备的其他装备

在健身跑过程中，为了收获更多的舒适感受，很多跑者会为自己配备相关的跑步装备。除了基本的运动服装、运动鞋袜以外，还可以配备以下跑步装备。第一，心率检测仪（图6-7）。一般而言，保持在最高心率的60%～80%之间的运动，减脂效果更好。因此，利用心率检测仪，可以科学控

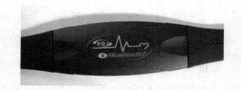

图 6-7　健身跑心率检测仪

制跑步的运动负荷，既达到运动效果，又避免运动过量，造成机体损伤。第二，运动耳机（图6-8）。跑步运动时间长，会产生一定的枯燥感，戴耳机听音乐，可以产生愉悦感、转移注意力、调整跑步节奏等，提高运动效果。第三，腿套（图6-9）。如果没有穿紧身裤，配备腿套可以促进腿部的血液循环，保持运动中的腿部姿势。第四，包类。可以适当配备一些腕包（图6-10）、臂包（图6-11）、腰包（图6-12）、背包等，便于携带一些随身物品。

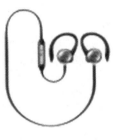

图6-8 运动耳机

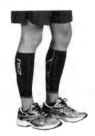

图6-9 腿套

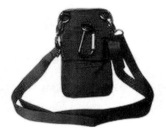

图6-10 腕包

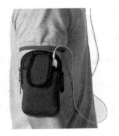

图6-11 臂包

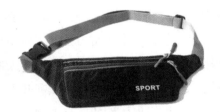

图6-12 腰包

第七章　群众性走跑健身活动的组织与安排

据相关资料显示，我国参与健身走跑的人群以老年人、机关事业单位人员、企业员工等为主，其中机关事业单位人员、企业员工参加走跑健身的人数呈递增态势，成为健身走跑"大军"中一道亮丽的风景线。究其原因，在于机关事业单位人员、企业员工大多年富力强、工作稳定、可掌握的自由时间相对较多。因此，应采用科学的理论与方法，指导上述人群更加合理、安全地参加集体性的健身走跑运动，从而保障健身走跑的顺利开展。基于此，本章将围绕上述内容，谈一谈如何科学地组织集体性的健身走跑活动。

一、做好体质监测，判断是否适宜走跑运动

健身走跑是简单易行、老幼皆宜的有氧运动，运动风险相对较小；但对于平时从不或很少运动的人群而言，必须在运动前做好做足体质监测工作，使每位健身者明确自身的健康现状，及时发现潜在的疾病和风险及运动可能引起的突发状况等，以便提前发现、及早预防。

体质监测是利用医学知识和医疗设备，对即将参与健身走跑的人的健康状况和身体机能进行的检查与测定，以判断受试者是否适宜参加体育运动。

体质监测的内容主要包括心肺功能、肾功能、肝功能、血压、脂肪含量等。如果在检测中发现心脏疾病（如心脏瓣膜功能障碍、心肌炎、冠状动脉硬化等）、肺部疾病（如肺炎、肺结核等）、肾脏疾病（如肾炎、肾功能障碍等），以及肝胆疾病（如肝炎、肝硬化、胆囊炎等）等，相关人群应谨慎地选择健身走跑运动的形式、内容与运动负荷等。

二、根据季节变化，选择适宜健身走跑的时间与地点

（一）春季的健身走跑

一年之计在于春。在经历过寒冬腊月后，万物在春季开始复苏。对于健身走跑爱好者而言，在脱下厚厚冬装的春季进行健身活动，身心都会感到异常轻松。对于很少参与健身走跑的人而言，在春季开始自己的健身之旅，是非常好的选择。在春季进行走跑运动，应注意以下四个方面。（1）注意气温的变化。春季气温起伏较大，忽冷忽热，在运动时应注意增减衣物。在刚开始走跑时，衣服不可穿得太少。在运动一段时间后，可以脱去一些衣服。运动后，应及时更换衣服，防止感冒。（2）春季健身的时间，以上午10点以后或者下午4点以后为宜，如果时间不允许，早晨或傍晚也是不错的选择。（3）春季北方的风沙较大，在进行走跑锻炼时，应选择一些可以躲避或缓冲风沙影响的地点，如公园、学校操场、山地林间等，尽量避免在空旷的场所进行运动，以保护呼吸道。（4）春季南方空气湿润、多雾，在运动时应选择能见度较高的场所，以保障安全。

（二）夏季的健身走跑

有人认为，夏季天气炎热、气温偏高，不适宜进行体育锻炼。但健身锻炼贵在坚持，正如古人所说："冬练三九，夏练三伏。"但夏季的高温是客观存在的，因此，在健身时间、地点的选择上，应科学合理，否则会造成中暑等状况。夏季健身走跑应注意以下四个方面。（1）走跑的时间应选在气温偏低的清晨或傍晚。地点宜选择平整的道路、河流两侧或者有树荫的公园道路或乡间小路，不宜在反射热能强的柏油马路或者水泥路面上进行走跑。（2）夏季经常下雨，若衣服被雨水淋湿，应尽快停止运动，用毛巾擦拭身体并换上干燥的服装，以防感冒。

（3）夏季昼长夜短，休息时间偏少，应在午间睡一会，这样锻炼效果会更好。

（4）夏季进行健身走跑，可以与其他运动（如游泳、球类等）相结合，这样锻炼效果也会更好。

（三）秋季的健身走跑

进入秋季，天气转凉，是进行健身走跑的最佳时期。在锻炼时，应重点关注以下五个方面。（1）注意气温的变化。秋季早晚温差大，锻炼中应注意及时增减衣物，以防生病。（2）秋季气候适宜，在锻炼时间的选择上，具有较大的灵活性，但应注意避免过早或过晚进行锻炼。（3）在地点的选择上，以学校操场、公园、城市道路等室外场所较为适宜。（4）秋季容易引起人体疲倦、嗜睡等情况，因此，在走跑前后要注意适当休息，以提高锻炼效果。（5）秋季的运动量可适当增大，如延长走跑时间、距离等，但不宜过大地增加走跑速度，以免过犹不及。

（四）冬季的健身走跑

在冬季参加走跑锻炼，不仅可以增强体质，更可以磨炼人不畏严寒、勇往直前的坚强意志。在冬季健身，应注意以下五个方面。（1）冬季寒冷，人体的血管遇冷收缩、血流缓慢、肌肉的黏滞性大、韧带的灵活性也降低。因此，在进行锻炼前，应做好充分的准备活动，以防受伤。（2）要注意保护好眼、耳、鼻、手等器官，戴好相应的护具，以防冻伤。（3）运动前应穿着相对厚实、保暖的服装，运动中应及时减除。（4）时间的选择上，应以上午、下午和傍晚为宜。清晨气温低，不建议进行走跑锻炼。（5）地点的选择上，以户外为佳。部分不适应严寒天气的健身者，可以选择在室内走跑。

三、健身走跑的着装与饮食

（一）着装

在健身走跑时，基本的运动装备包括运动鞋和运动服。适宜走跑的运动鞋一般应符合下列六个要求：（1）适合不同健身者的脚型与尺码；（2）足跟平稳、硬度适宜；（3）鞋的整体质地要柔软、轻盈；（4）鞋底要有坡度与花纹，防止滑倒；（5）鞋的前脚掌部位要适度加宽，防止挤脚；（6）具有较好的透气性；等等。

运动服的要求根据季节、气候的变化，各不相同：在夏季，应选择 T 恤、运动短袜、运动短裤等；在冬季，一般选择长袖 T 恤、长运动裤或短裤等；春秋季节气候适宜，一般选择短袖 T 恤、紧身衣裤等；在晚间，应选择浅色或荧光服装，使周围人群能够明显看到健身者，防止挤撞；雨雪天气，一般选择防雨雪的运动外衣等。

（二）饮食

科学合理的饮食，是成功健身走跑的重要保障。饮食方面，应注意以下四点。（1）适量摄入碳水化合物。在健身走跑前后，应适当补充碳水化合物，有利于将食物中的化学能转化为机械能。（2）多吃水果和蔬菜。水果和蔬菜含有丰富的维生素，其中维生素 C 能增强人体的耐久性，减轻疲劳症状，对人体大有裨益。（3）多吃"家常便饭"。对于大众健身者而言，无须增加额外的、具有丰富营养的物质。摄入过量，反倒对健康不利，因为健身走跑的能量消耗相对较低，多吃普通饭菜、吸收多种营养，就可以满足运动中的能量消耗。如果补充过剩，容易引起脂肪堆积。（4）少吃或不吃碳水化合物食品。摄入碳水化合物食品，容易引发痉挛、恶心等症状，甚至会引发比低血糖更严重的反应。在健身走跑中，可以饮用液体养料，维持身体内水盐代谢，保证身体机能的正常运转。

第二节 开展走跑健身活动的注意事项

一、掌握健身走跑运动的科学知识

随着健身走跑运动在全国范围的蓬勃开展，各种走跑活动、赛事日益增多，普通民众的参与程度也日益提高。在此背景下，掌握科学的走跑运动知识，对促进参与者的身心健康、推动健身走跑活动的健康发展，均具有重要的意义。

（一）运动前的科学知识

运动前一定要做好身体检查工作。一般来说，身体存在隐疾的人群，不宜参加健身走跑活动及比赛。而出现下述情况的人们，强烈建议不要参加走跑活动：（1）安静时心率达到 85 次/min 及以上的；（2）血压在 160/95 mm 汞柱及以上的；（3）安静时的呼吸频率达到 24 次/min 及以上的；（4）体温在 37 ℃ 及以上的；（5）经过尿检测，尿中蛋白、尿胆素呈阳性的。

运动前要做好充分的准备活动。准备活动的时间，一般以 20 ~ 30 min 为宜，天气寒冷准备活动时间稍长，天气炎热则相反；准备活动的效果以微微出汗、全身变暖为参考；准备活动的内容，可以先慢跑 7 ~ 8 min，之后做一些定位或行进间的徒手操，最后做一些中等速度的加速跑。准备活动与正式运动的时间间隔不宜太长，一般以 4 ~ 5 min 为宜。

（二）运动时的科学知识

在进行走跑运动一段时间后，运动者可能会出现胸闷、气短、四肢无力、呼吸急促等状况，这种现象称为"极点"。极点出现后，应继续坚持走跑，不要放弃；可以适当减慢动作的速度，加强呼吸的深度。坚持一段时间后，极点状况会有所减轻。

在运动中，还应合理地分配自己的走跑速度。一般来说，应根据自己的情况，选择适宜的速度分配：如果运动能力较好，可采用先快后慢、途中变速、最后冲刺的速度分配；如果运动能力一般，建议采用先慢后快、逐渐加速的速度分配；如果运动能力较差，应采用慢速起步、全程匀速的速度分配。总之，在运动中应因人而异、各取所需。

（三）运动后的科学知识

人体在运动后，机能会发生一些变化，如心跳加速、呼吸加快、肌肉强烈收缩等。此时，应进行积极的整理活动，否则会出现心脏的血液输出量减少、血压降低、重力休克等症状。正确的整理活动应包括以下三个方面：（1）运动结束后，应进行 6 ~ 8 min 的慢速跑，同时做几次深呼吸；（2）缓慢地做一做下肢的屈伸动作，使下肢血液尽快地回流心脏；（3）做下肢、上肢、躯干等部位的放松练习，也可以配合做按摩；等等。

二、规避健身走跑的误区

当今社会，人们参与走跑健身的热情高涨，各类走跑活动开展得有声有色。但在"喧嚣"的背后，群众性的走跑运动还存在部分误区，需要纠正。

（一）早起锻炼身体好

长久以来，很多人认为"锻炼的最佳时间是清晨"，其实并不然。在太阳尚未升起的清晨，空气中的二氧化碳含量较高、氧气含量较低，不利于运动；此外，早晨至中午期间，是心肌梗死、缺血、心率失常等病症的高发期。若在此期间剧烈运动，对于患有上述疾病的中老年人来说，出现急性昏厥、心率失常、心肌缺血，甚至突然死亡的概率将加大。因此，对于健身走跑爱好者，尤其是中老年人，应尽量选择在下午或傍晚进行运动。

（二）早晨在树木葱郁的环境中走跑

有人认为，早晨较为安静，树林中空气清新、鸟语花香，是走跑锻炼的最佳时间和地点。然而，早晨树林中的氧气含量低，二氧化碳浓度高且沉积于树木底部。在这样的环境中进行锻炼，会引发胸闷气短、心律失常、头晕眼花、记忆力减弱等病症。因此，应在中午、下午选择在树林中进行锻炼。

（三）在雾中走跑

部分健身者有常年锻炼的习惯，认为体育锻炼应该不畏各种自然条件，做到风雨无阻。此种体育精神，值得赞赏，但也值得商榷。在冬季，由于清晨的温度偏低，极易出现多雾天气。雾气多紧贴地面，吸附地表的部分可溶性有害物质，如碱、酸、酚、氨、苯等；同时也会吸附尘埃、病原微生物等有害固体颗粒。因此，在工业化发达的城市，应避免在有雾的天气进行运动；如要运动，可以选择在室内锻炼。

（四）晨跑后再回去补个觉

有些人在早晨锻炼结束后，又钻回被窝睡觉，认为可以进行休息、恢复体能。这种做法，不但达不到恢复体能的目的，还会对身体健康造成危害。晨跑后全身各器官的功能由低水平升至高水平，神经系统的兴奋性和全身协调能力也得到提高。如果运动后再去睡觉，身体会持续产生热量并出现出汗现象，使人体心跳加快、神经兴奋而无法入睡。因此，适宜的做法是锻炼结束后，进行认真的放松整理运动，调整好后，准备一天的工作与学习。

（五）走跑锻炼结束后立即用餐

很多健身者在锻炼结束后，习惯立即就餐，这种做法并不可取。因为在走跑锻炼结束后，肌肉中的毛细血管开放数量相比于安静时增加 20~50 倍，单位时间流经肌肉的血量大大增加。如此，内脏器官的部分血液也会被"抽调"去支援肌肉，从而会减少血液含量，消化器官也不例外。此时就餐，会引发消化道蠕动减弱、消化腺分泌减少、消化吸收过程减慢等状况，因此，运动后与就餐之间，应有一个明确的时间间隔。一般来说，运动强度较大的走跑运动，间隔时间以 1~1.5 h 为宜；运动强度较低的走跑运动，间隔时间以 20~30 min 为佳。

第八章 健身跑的日常训练与参赛

第一节 健身跑的日常训练

一、初级跑者训练前的准备工作

当前，健身跑运动正风靡全球，"生命在于运动"这一科学道理愈来愈广泛地被人们接受。跑步很简单，那刚刚开始跑步的人需要做好哪些方面的准备工作呢？

（一）进行健康体检

为促使健身跑达到提高身体健康的目的，在决定开始健身跑之前要进行健康体检。因为对于患有疾病尤其是心血管疾病的人群而言，在早晨起床后就立刻进行大强度的体育锻炼，很容易造成脑血栓、心肌梗死等重大疾病，甚至会引起死亡。因此，定期进行健康体检，对健康具有非常重要的作用，特别是对决定进行健身跑的人群来讲，更是至关重要。健康体检可以让自己了解当前内脏器官的状态、身体的营养状况、免疫系统的机能等。在准备进行健身跑前了解并掌握自身的状况，可以降低健身跑时的危险程度，正确、合理、科学地制订有针对性的跑步计划，这样才能达到事半功倍的效果（图8-1）。

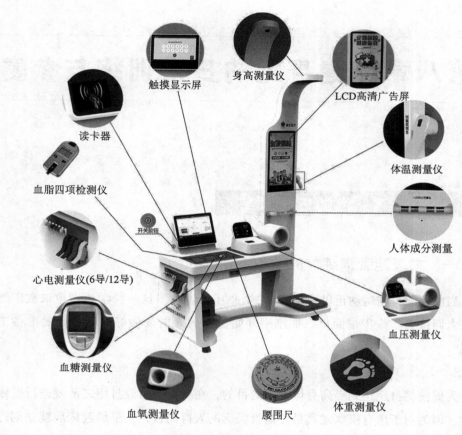

触摸显示屏

身高测量仪

LCD高清广告屏

读卡器

血脂四项检测仪

体温测量仪

开关按钮

心电测量仪(6导/12导)

人体成分测量

血压测量仪

血糖测量仪

血氧测量仪

腰围尺

体重测量仪

图 8-1　进行健康监测的仪器设备

（二）选择一套合适的装备

1. 跑鞋

　　健身跑与其他运动项目不同，不受场地和器材的限制，但是对于跑者来讲，一双合适自己的跑鞋非常重要，因为不同类型的鞋子供能设计不同。一双专业的跑鞋不仅能有效避免伤病，还能让跑步变得充满乐趣。一般来说，选择弹性好、柔软性强的跑鞋较为适宜。在条件允许的情况下，可以选择专业的跑鞋，这样可以缓冲脚底的压力，防止关节受到损伤。

　　跑鞋的尺码要比平时穿的鞋的尺码大半码。因为跑步时脚会比平时略微肿大，应预留一些空间，如果鞋子过紧会对脚部造成额外的压力，容易引发黑趾甲、鸡眼、老茧等健康问题。

2. 服装

一套合适轻便的运动服装，是跑者在跑步时必备的装备之一。不同的季节，装备的选择不同。夏季，应尽量选择简单、凉快的衣服，男子可以穿背心、短裤，女子可以穿短衣、短裤；春秋季，应尽量选择方便穿、脱的外衣，以便在运动的过程中随时增减衣物；冬季，应尽量选择轻便且保暖性好的运动服，但不要穿材质偏硬且影响关节活动的衣服。

任何季节，都应选择透气性好、吸汗性较强的服装。在运动后要立刻穿好外衣，贴身衣物如被汗水浸透，则应及时更换。冬季比较寒冷，运动过后应格外注意防风保暖，做完整理活动后不宜在户外久留，以免感冒。

（三）选择相对固定的场地

健身跑对场地没有特殊的要求，只要空气流通，有足够的活动空间即可。因此，健身者应根据自己居住的环境和所处的生活环境，选择诸如公园、田径场等地方，尽量避免人流量大、车辆多的交通要道，防止发生安全事故。

1. 田径场

田径场是最常见、最普通的健身跑场地，地面平坦，安全系数高，有利于健身跑者对速度、距离的控制和掌握。

2. 公园

公园环境优美，空气宜人，非常适合健身跑运动。

3. 林间小道

林间小道空气新鲜，比较凉爽，是人们较为理想的健身跑场地之一。

4. 海滩

海滩是非常理想的健身跑场地。海滩地面柔软，风景优美，能使跑者心情愉悦。同时，柔软的场地可以减少对膝关节的冲击，防止伤病。如果光脚跑，细小的砂砾不仅可以刺激脚底的神经，还能对脚底起到按摩、保健的作用。

（四）加入一个跑步群体

与一些集体对抗性运动项目相比，跑步则略显孤单、寂寞。更多的时候是一个人在跑。对于健身跑者来说，一定可以在自己生活的小区，或者平时跑步的田径场、林间小道找到和自己一样的一群人。可以试着寻找、打探一下附近的其他健身跑者跑团，并加入他们，会体验到与独自跑步不一样的乐趣。更重要的是，在跑步群体中可以学到更多的跑步知识和跑步经验，结交更多跑友。和团队一起完成训练比一个人完成更轻松，跑友间的互相鼓励让跑者更加坚定跑的态度，更不容易放弃，更容易形成坚持健身跑的习惯。加入一个跑步群体，可以和大家一起分享跑步的快乐，能让跑步的畅快感觉放大并蔓延。

二、训练目标

作为初级跑者，不要一开始就想着短期内可以跑半程马拉松或者全程马拉松，甚至是 100 km 的超级马拉松。目标太高，短期内无法实现会打击自信心，也会对身体造成伤害。对于初级跑者来讲，设定适合自己的目标至关重要。每个人由于体质不同，运动天赋也不同，不能千篇一律、盲目地制定训练目标。正常情况下，初级跑者可以先根据自己的训练情况，设定一个 5 km 的目标，如果能去参加并完成一个 5 km 跑的赛事就更加完美了，能够使跑者获得更多的动力和愉悦感，更自信。完成第一个 5 km 跑后，在平时的训练中则可以进一步提升 5 km 跑的水平，合理地增加跑量，接下来就可以将下个训练目标设定为 10 km。与 5 km 不同，10 km 将会磨炼跑者的意志，会让跑者真正进入长跑者的境界。10 km 跑是一个分水岭，由 10 km 开始到半程马拉松，再到全程马拉松，乃至更长距离的超马，只要坚持科学锻炼，控制伤病，都可以一一实现。不积跬步，无以至千里；不积小流，无以成江海。千里之行，始于足下。只要迈开双腿，持之以恒，坚持不懈，循序渐进，所制定的合理目标都将会逐一实现。

三、主要训练内容与手段

健身跑属于体能类运动项目，因此，在训练过程中应格外注重体能训练。通常来讲，体能是由力量、速度、耐力、灵敏、协调和柔韧六大身体素质组成的，其中力量是体能的基础。对于普通大众来讲，进行健身跑的主要目的是减肥或改善体质水平，所以耐力训练是健身跑训练的核心。为了能够取得一定的成绩，速度训练也是不可忽视的一个重要内容。下面就健身跑在力量、速度和耐力三个主要身体素质方面的训练做简单的指导。

（一）力量训练的内容和手段

力量是体能的基础，无论是体能类还是技术类项目，都离不开力量素质的保障。健身跑是一项有氧运动项目，因此，对力量素质的要求与短跑、跳跃类项目相比并没有那么高。力量训练主要是为了提高身体素质，并预防伤病，尤其是预防并减缓膝关节损伤。因此，健身跑力量训练以下肢力量训练为主，辅以上肢和腰腹力量训练。

俯卧撑练习　　举腿卷腹练习　　仰卧举腿练习　　无负重深蹲练习

无负重蹲跳起练习　双腿台阶交换跳练习　负重半蹲练习　　负重提踵练习

上肢力量训练可以采用俯卧撑、倒立、单双杠的训练手段，也可以借助力量器械做一些诸如卧推、坐姿下拉等抗阻训练，抑或根据跑步摆臂的姿势，借鉴轻哑铃做摆臂练习。

腰腹（背）力量训练，可以采用仰卧起坐、空中蹬车、举腿卷腹、反向卷腹、传统卷腹及仰卧举腿等手段进行练习。

下肢力量训练可以采用无负重深蹲、无负重蹲跳起、双腿台阶交换跳等手段，或采用借助力量器械负重深蹲（半蹲）、硬拉、坐姿腿屈伸、哈克深蹲、负重提踵等训练手段。

通过上肢、腰腹及下肢的力量训练，再结合如平板支撑的全身训练（或核心力量训练），有助于健身跑者综合力量的增加，进而可以保证前进的动力及减少伤病。

（二）速度训练的内容和手段

随着中长跑项目的发展，速度能力在这个耐力性项目中也显得越来越重要。大部分长跑巨星的最后冲刺能力都相当强。因此，很多参加公路跑赛事的跑者越来越重视速度训练。鉴于健身跑项目的特点，速度训练以速度耐力为主。其中，高水平的健身跑者才需要进行大强度的速度耐力训练，普通跑者速度耐力训练则以中高强度为主。

速度耐力训练一般采用间歇训练法，常用的训练手段为 400 m 跑（青年男子用时约为 90 s，女子用时约为 100 s），间歇 60 s，共 4~6 组，或者是 600 m、800 m 间歇跑。间歇跑要控制好间歇时间，在身体还没有完全恢复的时候就要开始下一组练习，强度以中高强度为主。训练强度，青年跑者心率控制在 160~170 次/min 即可。不同年龄段、不同性别、不同耐力水平的跑者，可根据自身体能情况来有效地调控强度和间歇时间。

（三）耐力训练的内容和手段

健身跑是一项有氧运动，有氧能力高低决定跑者健身跑的水平。因此，有氧能力训练是健身跑的重点。

有氧能力训练主要采用持续训练法，持续训练时长应超过 30 min。常用的练习手段有长距离慢速（中速）耐久跑、跑步机慢速（中速）耐久跑、自行车慢速（中速）耐久骑行等。训练强度，青年跑者控制在 150 次/min 左右即可。

四、训练原则

（一）持之以恒原则

实践表明，通过运动训练获得的身体各项机能的改善和提升，并不是一成不

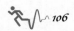

变的，它会随着人体运动强度的降低而下降。有关数据显示：对于一个经常锻炼的人而言，停止训练一周，体质水平下降约5%；停止训练1个月，体质水平下降20%～30%；停止训练3个月，体质水平基本上回到训练前的状态。而要想恢复到停止训练前的体质水平，通常需要花费比停止训练时间长40%～50%的时间，即人的体质水平"降得快升得慢"。因此，一旦决定开始健身跑，就要有长期坚持下去的打算，让健身跑从一种运动健身的方法变成一种生活方式。

（二）循序渐进原则

1. 时间上循序渐进

对于零基础的人来说，完全可以从1 min跑开始，跑1 min，然后走或休息，直到你认为可以再跑上1 min后就开始下一个1 min跑，然后再走或休息，如此循环往复进行训练。

2. 速度上循序渐进

不要一开始就以自己的目标配速来跑，一定要根据身体的实际情况选择合适的配速，随着训练的深入和体质的增强再逐渐提高配速。

3. 距离上循序渐进

不要一开始就跑很长的距离，长距离跑不是一蹴而就的，一定要视每次训练的结果来决定是否增加跑步的距离，以及增加多少距离。

4. 强度上循序渐进

无论是从克服训练障碍的难易程度来讲，还是从身体各项机能的适应过程来讲，健身跑训练都应从较低的强度开始，伴随着训练的不断深化，再逐步增加训练强度。这里有两个量化指标可作为贯彻循序渐进原则时的参考：一个是10%，即不管是时间、速度、距离，还是强度，每次训练增加的幅度都不应超过10%；另一个是心率，即要努力使训练过程中的心率始终保持在目标心率值附近，如果超出了较大的话，应降低运动强度或终止本次训练。

（三）张弛有度原则

就像人累了需要休息一样，人体肌肉、关节、组织、器官等，在经历了一定强度的运动后也需要一段时间进行恢复，这种恢复的时间一般为24～48 h。如果肌体得不到充分休息和恢复的话，时间长了就会形成疲劳累积，最终以疲劳伤病的形式显现出来，所以在制订训练计划的时候，要将跑休的时间列进去。对于以一般性强身健体为目的的训练计划而言，隔一天跑一次是个比较理想的方案。此外，每次跑步训练的类型也应区分开，在计划中交替安排不同强度、不同量的健康跑类型，以便达到更好的训练效果。

（四）因人而异原则

一般来说，每一个人的体质、身体情况及周围环境均有不同，因此，在跑步中一定要结合自身实际情况进行，如合理安排跑速、跑程等。当然最好是在专业人员的指导下进行。

我们必须面对这样一个事实：任何跑步项目，如果超出了让身体感到舒适的水平，都会严重影响到情绪，严重的时候甚至会打击信心。在一个训练课程刚开始时，它能够更加准确地测试出目前的跑步大概处于一个怎样的水平，可以根据这个测试的结果来安排更加适合自身的训练计划。

（五）路线合理原则

对于大部分健身跑者来讲，在平坦的马路上锻炼是最佳的选择。但是对于经验丰富的跑者来说，依据训练计划不同，应科学合理地选择不同的路线。例如，若前一天在公路上进行运动量偏大的锻炼，第二天或下一次可以选择在草坪等对膝关节冲击较小的场地上进行锻炼，以免对身体（尤其是膝关节）造成损伤。因此，对于初级跑者来讲，也应把锻炼计划和场地选择结合起来，以此提升锻炼效果。

（六）跑速慢、步幅小原则

对于初级跑者来讲，由于之前没有锻炼的习惯，在开始进行健康跑的初始阶段，应控制好跑速。不同的跑速对心脑血管的刺激是不同的，慢速跑对心脏的刺激比较温和。一般来说，将每分钟晨脉数（清晨清醒安静时的脉搏数）乘以 $1.4 \sim 1.8$ 所得到的每分钟脉搏次数作为靶心率来控制初期跑步强度是比较适宜的。同时，在跑步中步幅小的目的是主动降低肌肉在每一步中的用力强度，为的是尽可能地延长跑步的时间。步幅大了，脚踝用力就会相应加大，容易造成疲劳，从而会打击人跑步的积极性，使人最终放弃跑步。

五、训练负荷

跑步要有一定的运动量，运动量是由运动强度、运动时间及运动密度组成的。掌握好运动强度是健身跑的关键。衡量运动强度一般采用心率指标。

（一）适宜的运动强度

对于初级健身跑者来讲，适宜的运动强度是每分钟心率控制在"170 – 年龄数"次左右。例如，若跑者 35 岁，那么对于他来讲适宜的运动强度心率为135 次/min 左右。

（二）练习的次数、时间及距离

不同年龄段人群，每周练习的频率不同。一般来讲，中老年跑者每周练习 3 次，每次 15 ~ 20 min，距离为 2 000 m 左右；青少年跑者每周练习 4 ~ 5 次，每次 20 ~ 25 min，距离为 3 000 m 左右。其中，每次活动前要进行一定量的准备活动，且每次运动量是不固定的，依据自身当天身体状态，对运动量进行适当的调整（增加或减少）。同时，对于每周练习强度的分配，要尽可能合理。例如，每周练习 3 次，则运动量分配可采用小、大、中，或者小、中、大来安排。运动量的增加一定要严格遵循循序渐进的原则，切不可操之过急。

（三）放松运动

每次练习后一定要做放松运动，以使人体各器官从运动状态逐步恢复至相对安静状态。可慢走一段距离，再做几节放松操（包括上肢、腰部、下肢），以及深呼吸等，或采用一些静力性拉伸练习，持续时间在 5 ~ 10 min，抑或先洗个热水澡再按摩腿部。

六、注意事项

（一）掌握跑步的适应证和禁忌证

健康的成年人为预防冠心病、高血压病、高脂血症而控制体重；轻度糖尿病患者，体力中等或较弱者，为增强体质，提高心肺功能，都可进行跑步锻炼。肝硬化、病情不稳定的肺结核、影响功能的关节炎、严重糖尿病、甲亢、严重贫血的患者，以及心血管病如瓣膜疾病、心肌梗死、频发性心绞痛的患者等均不宜跑步。对于没有锻炼习惯的中老年人来讲，在开始尝试健身跑之前，应做全面的身体检查，最好在医务人员或社会体育指导员的指导下进行锻炼。

（二）掌握适合跑步的时间

关于跑步的时间，最佳时间是上午 9 点到 10 点和下午 4 点到 6 点。前者时空气清新，体内肾上腺皮质激素水平达峰值。而根据生物钟，下午 4 点到 6 点身体的适应能力及体力的调动发挥最佳。对于绝大多数正常体质的人来说，只要避开饭前 30 min、饭后 60 min 及睡觉前 120 min，其他任何时间都可以进行体育锻炼。如果已经养成了晨练的习惯，持之以恒一定也会获益良多。

（三）了解在跑步过程中出现上腹疼痛的症状

如果初级跑者在跑步过程中上腹疼痛，提示可能是运动过量、气温过低、跑前喝冷水或吃得过饱等，因此，要认真做好充分的热身活动，特别是下肢髋关节、膝关节、踝关节、肌肉、肌腱、韧带要充分活动开；跑步结束后不要马上休息，可以进行压腿、踢腿等练习，也可以做做操，然后，抬膝俯身，两手握拳或成刀形，捶打大腿和小腿肚，使肌肉充分放松；在跑步前 60 min 或跑步后 90 min 喝一杯白糖水，保证体内有足够的糖原。总之，跑步应避免在临睡前或饭后进行，也不宜在非常冷、热、潮湿及大风的天气进行。

（四）跑前一定要做准备活动，跑步结束后注意拉伸

在长跑开始前应有充分热身。热身能够使身体各器官开始适应即将到来的运动，使体温升高，心跳开始加速，腿部肌肉血管舒张以带来充足氧气，对安全有效的锻炼身体有好处。尤其在寒冷的冬天，外部寒冷的刺激使人体肌肉、韧带的弹性和延展性明显降低，全身关节的灵活性也较夏秋季节差得多。锻炼前不做准备运动，则易引起肌肉、韧带拉伤或关节扭伤，致使不能正常进行锻炼。

做完任何运动后都需要做放松和拉伸运动，健身跑也不例外。拉伸可以放松充血紧张的肌肉和筋膜。如果你用很大力气去拉长弹簧，并一直保持拉长的状态，弹簧很容易会丧失弹性。肌肉也是一样，运动后适当拉伸，不仅可以帮助肌肉回到正常的状态，避免僵化，也有利于缓解疲劳。舒展而有弹性的筋膜，对健

康和运动能力有积极影响。香港名医朱增祥的讲法是"筋长一寸，延寿十年"。因此，跑后的拉伸，从某种意义上讲比跑步本身更重要。一般而言，按照不同的身体部位，拉伸可分为胸肩部拉伸（图8-2）、上背部拉伸（图8-3）、手臂拉伸（图8-4）、上臂后侧拉伸（图8-5）、臀部拉伸（图8-6）、大腿内侧拉伸（图8-7）、股四头肌拉伸（图8-8）及小腿拉伸（图8-9）等。

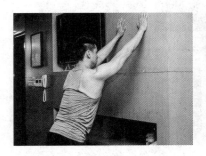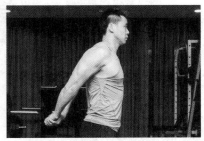

图8-2　胸肩部拉伸

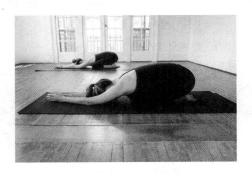

图8-3　上背部拉伸

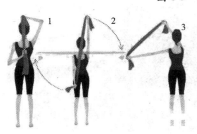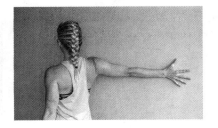

图8-4　手臂拉伸

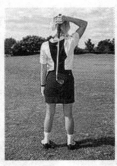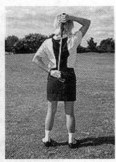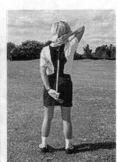

图 8-5　上臂后侧拉伸

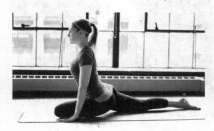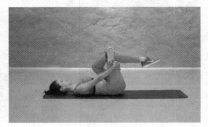

图 8-6　臀部拉伸

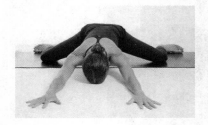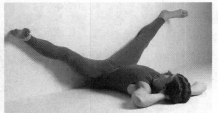

图 8-7　大腿内侧拉伸

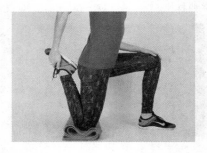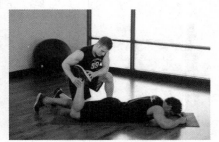

图 8-8　股四头肌拉伸

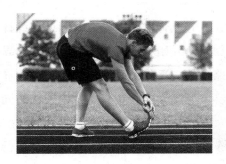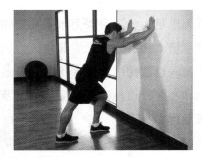

图 8-9　小腿拉伸

（五）跑步场地、装备地选择要科学

跑步应尽量选择较松软的场地，不要在很坚硬的地面上跑步；跑步时不要穿硬底鞋，尽量穿鞋底较软较厚的鞋；跑步时，鞋带不宜系得太紧，否则会妨碍脚部的血液循环；经常用热水泡脚，至少在每次跑后和每晚睡前用热水泡脚，不仅可以降低下肢脚部肌肉的黏滞性，增强关节韧带的弹性和伸展性，也可以防止伤痛，这样也有利于第二天的锻炼。

（六）严禁大雾天气锻炼

雾是由无数微小的水珠组成的，这些水珠中含有大量的尘埃、病原微生物等有害物质。如在雾天进行锻炼，由于呼吸量增加，势必会吸进更多的有害物质，影响氧的供给，会引起胸闷、呼吸困难等症状，严重的会导致鼻炎、肺炎、气管炎、结膜炎及其他病症。

第二节　参加健身跑比赛需要注意的事项

一、比赛前

（一）赛前训练计划的制订

1. 初级跑者日常训练计划

对于以前没有体育锻炼基础的人来讲，进行健身跑的初衷一般有两个：一是减肥，二是提高体质健康水平。初级跑者中绝大多数是体质较弱及肥胖人群，这类人群无论是力量还是耐力水平均较弱，且心血管机能偏弱，在制订训练计划时应非常谨慎。初级跑者大多肌肉无力，如果一开始就进行跑步训练，容易导致膝关节损伤。建议初级跑者训练时应以走路开始，逐步过渡到走跑结合。这样有利于肌肉和心血管机能逐步适应跑步的节奏，循序渐进，在避免身体损伤的同时提升健康和耐力水平。

表 8-1 是一份零基础初级跑者的训练计划，目标是能使跑者跑步和步行总时长达到 1 h，训练持续 7 周，每周锻炼 5 天（次），每次时长大约为 30 min。

表 8-1　零基础初级跑者 7 周训练计划

周次	周一	周二	周三	周四	周五	周六	周日
第一周	步行 30 min	交叉训练 30 min（骑自行车或游泳）	休息	步行 30 min	交叉训练 30 min（骑自行车或游泳）	步行 40 min	休息
第二周	步行 30 min	交叉训练 30 min（骑自行车或游泳）	休息	步行 30 min	交叉训练 30 min（骑自行车或游泳）	步行 50 min	休息
第三周	1. 步行 5 min 热身 2. 跑步 1 min + 步行 4 min，循环 15 min 3. 步行 5 min 放松	1. 步行 5 min 热身 2. 跑步 1 min + 步行 4 min，循环 25 min 3. 步行 5 min 放松	休息或步行 20 min	1. 步行 5 min 热身 2. 跑步 1 min + 步行 4 min，循环 25 min 3. 步行 5 min 放松	休息	1. 步行 5 min 热身 2. 跑步 1 min + 步行 4 min，循环 40 min 3. 步行 5 min 放松	休息
第四周	1. 步行 5 min 热身 2. 跑步 1 min + 步行 3 min，循环 20 min 3. 步行 5 min 放松	1. 步行 5 min 热身 2. 跑步 1 min + 步行 3 min，循环 25 min 3. 步行 5 min 放松	休息或步行 20 min	1. 步行 5 min 热身 2. 跑步 1 min + 步行 3 min，循环 25 min 3. 步行 5 min 放松	休息	1. 步行 5 min 热身 2. 跑步 1 min + 步行 3 min，循环 40 min 3. 步行 5 min 放松	休息
第五周	1. 步行 5 min 热身 2. 跑步 2 min + 步行 3 min，循环 20 min 3. 步行 5 min 放松	1. 步行 5 min 热身 2. 跑步 2 min + 步行 3 min，循环 25 min 3. 步行 5 min 放松	休息或步行 30 min	1. 步行 5 min 热身 2. 跑步 2 min + 步行 3 min，循环 25 min 3. 步行 5 min 放松	休息	1. 步行 5 min 热身 2. 跑步 2 min + 步行 3 min，循环 40 min 3. 步行 5 min 放松	休息

续表

周次	周一	周二	周三	周四	周五	周六	周日
第六周	1. 步行 5 min 热身 2. 跑步 2 min + 步行 2 min,循环 20 min 3. 步行 5 min 放松	1. 步行 5 min 热身 2. 跑步 2 min + 步行 2 min,循环 25 min 3. 步行 5 min 放松	休息或步行 30 min	1. 步行 5 min 热身 2. 跑步 2 min + 步行 3 min,循环 25 min 3. 步行 5 min 放松	休息	1. 步行 5 min 热身 2. 跑步 2 min + 步行 3 min,循环 40 min 3. 步行 5 min 放松	休息
第七周	1. 步行 5 min 热身 2. 跑步 2 min + 步行 1 min,循环 15 min 3. 步行 5 min 放松	1. 步行 5 min 热身 2. 跑步 2 min + 步行 1 min,循环 25 min 3. 步行 5 min 放松	休息或步行 30 min	1. 步行 5 min 热身 2. 跑步 2 min + 步行 1 min,循环 25 min 3. 步行 5 min 放松	休息	1. 步行 5 min 热身 2. 跑步 2 min + 步行 1 min,循环 50 min 3. 步行 5 min 放松	休息

2. 5 km 跑赛前训练计划

5 km 对于初级跑者来讲,距离不长,耗时不多,相对容易完成,且训练时长也不会太久,大部分人每天均可抽出相应的时间,是非常适合刚开始进行健康跑训练的跑者参赛的理想比赛距离。

表 8-2 是一份针对已经开始接触跑步训练的初级跑者(包括能够完成上一份训练计划的初级跑者),通过 7 周训练能够完成 5 km 比赛的训练计划。

表 8-2　7 周 5 km 训练计划

周次	周一	周二	周三	周四	周五	周六	周日
第一周	1. 步行 5 min 热身 2. 跑步 3 min + 步行 2 min,循环 20 min 3. 步行 5 min 放松	1. 步行 5 min 热身 2. 跑步 3 min + 步行 2 min,循环 30 min 3. 步行 5 min 放松	休息或步行 20 min	1. 步行 5 min 热身 2. 跑步 3 min + 步行 2 min,循环 30 min 3. 步行 5 min 放松	交叉训练 20 min(骑自行车或游泳)	1. 步行 5 min 热身 2. 跑步 3 min + 步行 2 min,循环 45 min 3. 步行 5 min 放松	休息

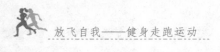

续表

周次	周一	周二	周三	周四	周五	周六	周日
第二周	1. 步行 5 min 热身 2. 跑步 3 min + 步行 1 min, 循环 20 min 3. 步行 5 min 放松	1. 步行 5 min 热身 2. 跑步 3 min + 步行 1 min, 循环 30 min 3. 步行 5 min 放松	休息或交叉训练 20 min	1. 步行 5 min 热身 2. 跑步 3 min + 步行 1 min, 循环 30 min 3. 步行 5 min 放松	休息	1. 步行 5 min 热身 2. 跑步 3 min + 步行 1 min, 循环 40 min 3. 步行 5 min 放松	休息
第三周	1. 步行 5 min 热身 2. 跑步 4 min + 步行 1 min, 循环 25 min 3. 步行 5 min 放松	1. 步行 5 min 热身 2. 跑步 4 min + 步行 1 min, 循环 30 min 3. 步行 5 min 放松	休息或交叉训练 20～30 min	1. 步行 5 min 热身 2. 跑步 5 min + 步行 1 min, 循环 30 min 3. 步行 5 min 放松	休息	1. 步行 5 min 热身 2. 跑步 4 min + 步行 1 min, 循环 45 min 3. 步行 5 min 放松	休息
第四周	1. 步行 5 min 热身 2. 跑步 6 min + 步行 1 min, 循环 30 min 3. 步行 5 min 放松	1. 步行 5 min 热身 2. 跑步 6 min + 步行 1 min, 循环 35 min 3. 步行 5 min 放松	休息或交叉训练 20～30 min	1. 步行 5 min 热身 2. 跑步 6 min + 步行 1 min, 循环 35 min 3. 步行 5 min 放松	休息	1. 步行 5 min + 跑步 5 min 热身 2. 步行 5 min + 跑步 10 min 3. 步行 5 min + 跑步 5 min 4. 步行 5 min 放松	休息
第五周	1. 步行 5 min 热身 2. 跑步 7 min + 步行 1 min, 循环 30 min 3. 步行 5 min 放松	1. 步行 5 min 热身 2. 跑步 7 min + 步行 1 min, 循环 40 min 3. 步行 5 min 放松	休息或交叉训练 30 min	1. 步行 5 min 热身 2. 跑步 7 min + 步行 1 min, 循环 40 min 3. 步行 5 min 放松	休息	1. 步行 5 min + 跑步 8 min 热身 2. 步行 2 min + 跑步 12 min 3. 步行 2 min + 跑步 8 min 4. 步行 5 min 放松	休息
第六周	1. 步行 5 min 热身 2. 跑步 9 min + 步行 1 min, 循环 30 min 3. 步行 5 min 放松	1. 步行 5 min 热身 2. 跑步 9 min + 步行 1 min, 循环 40 min 3. 步行 5 min 放松	休息或交叉训练 30 min	1. 步行 5 min 热身 2. 跑步 9 min + 步行 1 min, 循环 40 min 3. 步行 5 min 放松	休息	1. 步行 5 min + 跑步 12 min 热身 2. 步行 2 min + 跑步 12 min 3. 步行 2 min + 跑步 6 min 4. 步行 5 min 放松	休息

续表

周次	周一	周二	周三	周四	周五	周六	周日
第七周	1. 步行 5 min 热身 2. 跑步 15 min +步行 1 min,循环 2 次 3. 步行 5 min 放松	1. 步行 5 min 热身 2. 跑步 12 min +步行 2 min,循环 3 次 3. 步行 5 min 放松	休息或交叉训练 30 min	1. 步行 5 min 热身 2. 跑步 12 min +步行 2 min,循环 3 次 3. 步行 5 min 放松	休息	1. 步行 5 min 热身 2. 连续跑完 5 km 3. 步行 5 min 放松	休息

3. 10 km 跑赛前训练计划

对于初级跑者来讲，能够顺利完成 5 km 跑，在身体健康条件允许的前提下如果还想更进一步的话，可以进入下一个阶段的训练——10 km 跑。10 km 跑意味着跑者已经进入长跑阶段，对跑者的意志品质、力量、耐力水平有更高的要求。

表 8-3 是一份通过 7 周训练可以持续奔跑 10 km 的训练计划，对于那些已经完成 5 km 的健身跑者来讲，如果想要挑战 10 km 跑，可以依照下面计划进行训练。

表 8-3　7 周 10 km 训练计划

周次	周一	周二	周三	周四	周五	周六	周日
第一周	3 km 跑	3 km 跑	休息或交叉训练 20 min	3 km 跑	休息	3 km 跑	休息
第二周	3 km 跑	总距离 4 km:包括 8 组 30 s 快速跑和 90 s 慢速跑,交替进行	休息或交叉训练 20 min	3 km 跑	休息	5 km 跑	休息
第三周	3 km 跑	总距离 5 km:包括 5 组 60 s 快速跑和 60 s 慢速跑,交替进行	休息或交叉训练 30 min	3 km 跑	休息	6 km 跑	休息

续表

周次	周一	周二	周三	周四	周五	周六	周日
第四周	4 km 跑	总距离 4 km：包括 8 组 30 s 快速跑和 90 s 慢速跑，交替进行	休息或交叉训练 30 min	总距离 3 km：包括 4 组 30 ~ 45 s 的快速上坡跑	休息	8 km 跑	休息
第五周	5 km 跑	总距离 5 km：包括 5 组 60 s 快速跑和 60 s 慢速跑，交替进行	休息或交叉训练 30 min	总距离 3 km：包括 4 组 30 ~ 45 s 的快速上坡跑	休息	8 km 跑	休息
第六周	4 km 跑	总距离 5 km：包括 4 组 2 min 快速跑和 1 min 慢速跑，交替进行	休息或交叉训练 30 min	总距离 4 km：包括 5 组 30 ~ 60 s 的快速上坡跑	休息	9 km 跑	休息
第七周	4 km 跑	总距离 6 km：包括 10 组 30 s 快速跑和 60 s 慢速跑，交替进行	休息或交叉训练 30 min	总距离 4 km：包括 5 组 30 ~ 60 s 的快速上坡跑	休息	10 km 跑	休息

（二）熟悉比赛线路

赛前熟悉比赛线路是每位跑者必须要重视的事项之一，要想在比赛当天发挥出自己的最高水平，关键是要提前了解比赛线路。尤其对初级且第一次参赛跑者来讲，赛前熟悉比赛线路至关重要。当然，对于跑者来讲能实际试跑最好，如果没有时间，开车兜一圈，提前感受一下关键地点也对比赛很有帮助。第一次参加比赛的练习者，可能会因为不了解跑道整体情况而感到不安，从而导致注意力无法集中，因此，提前看赛道十分有必要。看赛道时需要注意哪些地方？（1）赛道线路的整体走势。跑者提前感受比赛线路，并通过建筑物定位不同的距离，这对跑者本身判断速度十分有用。发现景色优美的地方，也会对人在正式比赛时有所帮助。（2）赛道有无坡路。除了了解有无坡路之外，还要判断其坡度；坡度过大会影响速度，因此，要提前把握好；尤其是在比赛后半程，如果事先不知道有上下坡的话，练习者很容易有精神压力。（3）供水站和卫生间的位置。练习者必须提前确定供水站的位置，一般比赛从 5 km 开始每隔 2.5 km 会设有一个供水或饮料站（天气炎热时组委会会在后程每隔 1 km 增设一个补水站），错过一次对选手十分不利；另外，在比赛中，常有人腹泻，因此，也要提前确定卫生间的位置，这些信息都会在大赛官网页面公布。（4）路面状况。公路比赛基本上是柏油路面，不过还是应当提前确定路面状况；如果路面凹凸不平，则应选择鞋底较厚的跑鞋，跑步时尽量绕开坑洼，避免不必要的体力消耗。

（三）赛前身体检查

评估身体是非常关键的环节，未雨绸缪，凡事预则立。近年来，随着各类路跑赛事的增多，群众参与跑步的热情高涨，越来越多的人参与到各类路跑赛事中。在看到人们完成比赛开心、自豪、满足的同时，每年也会听到有群众在跑步中猝死的悲剧。因此，除了进行科学训练及在比赛过程中做好应急与突发准备外，赛前进行身体检查应受到跑者格外重视。其中，对于身体的检查，心脏是重点，包括血压、脉搏、常规心电图（建议做动态心电图），及心脏彩色 B 超检查。有调查表明，马拉松比赛中的猝死有 95% 都是由心脏原因造成的。

不能参加路跑赛事有以下几种情况：医学体检报告给出血压明显超出正常范围；心电图提示心率每分钟明显高于 100 次或者低于 60 次（专业训练除外），或提示危险型有心律失常或者明显的心肌缺血等；心脏彩色 B 超提示有明确的心脏结构及功能异常者，心血管类。否则，赛前紧张、运动强度过大，极有可能促使心脏疾病风险爆发，发生意外。建议有明确的猝死尤其是心脏性猝死家族史；有经常感觉到自己的心在跳（运动、情绪激动、饮酒等因素除外）；有经常觉得心前区有胸闷、气短、心前区紧缩感，一般症状发生时间不超过 10 min 就可以缓解；有夜间睡眠经常被憋醒，坐起来深呼吸后缓解；有很明确的心肌炎、风心病、高心病、冠心病病史的群众，不适合参加健身跑等路跑赛事。

因此，不论是初级跑者，还是经常参加路跑赛事的跑者，赛前均需要进行身体检查，目的就是健康地奔跑。

（四）赛前消除紧张心理

许多跑者尤其是第一次参加比赛的初级跑者，在临近比赛时往往会出现情绪紧张、提早兴奋、坐立不安、睡眠不好、多汗、尿频等状况。赛前紧张一般表现为心跳加快、肌肉紧绷，由于过度兴奋、情绪紧张，加上休息不好等原因，神经能量和体力消耗过大，到比赛时就很容易疲劳，从而影响比赛中的发挥和取得理想成绩。消除赛前的紧张情绪一般可采用转移兴奋点的方法，可以在赛前进行一些其他有益于身心健康的比较平静、舒缓的活动，如看书、下棋、垂钓和散步等，也可以采用按摩等方法，消除赛前紧张状态。一般解决的方法就是赛前热身，使身体微热就可以，然后控制呼吸节奏，做深呼吸。另外，对于初级跑者来讲，只要不把比赛的输赢看得那么重要及不要对比赛成绩有过多要求，就不会那么紧张，不要给自己定太高的目标，尽力做就行。比赛之前别多想，摆正心态，比赛的目的不一定是输赢，而是尽情享受比赛的过程。

二、比赛期间

（一）对体能的合理分配

不论是 5 km、10 km、半程马拉松还是全程马拉松，跑者都需要对所参加赛事的距离进行合理的体能、速度分配，以便更安全完赛并创造较好的比赛成绩。

赛中的体能合理分配都是源自日常的训练。在训练时，首先，规划好自己的跑步线路（操场跑圈/路跑），设置关键的几个节点，结合自己平时的速度，计算出跑每一段路理论上需要的时间；其次，刚开始跑步时速度要压下来，慢速开始，跑的时候提醒自己把肩膀手臂都放松开，注意跑姿，呼吸也可以深一点、长一点；接着，慢慢开始加速，安全的提速方法是从小步高频开始，增加落地的次数，减少每次落地的压力，然后再逐渐增大步幅，这样就会越跑越快；对速度的建议是舒服而不太难受，即跑步时还可以不连贯说话的程度，感觉跑不动时可以降低速度，实在跑不动可以快步走缓缓，但不能是散步的状态；最后，快到终点冲刺时，加快手臂摆动和步幅和频率，这时可以口、鼻一起呼吸，要靠顽强的毅力和良好的心态来帮助自己。另外，如果多人跑步，建议跟在比自己水平略高的人后面跑。因为在物理上，紧密的跟跑可以减少空气阻力；在技术上，跟跑时容易尽快找到节奏感；在心理上，跟跑可以减少一个人跑步时的焦虑感，减少心理压力。每次训练过后，要将日常训练时的感觉记录下来。例如：（1）最后 3~5 km 或临到终点时没有体力，这种情况的发生，主要是体力分配不均造成的，也就是说分配给前面路程的体力过多（跑快了），使得后程体力不足，从而造成了跑不动、没有冲刺的情况发生；（2）冲刺完以后感到还有体力，如果继续跑，还能轻松跑 1~2 km，有种意犹未尽的感觉，这种情况也是体力分配不均的结果，它不同于前一种情况，而是剩余体力没用尽，浪费了体力；（3）当完成最后的冲刺时，体力刚好用完，这种体力分配最合理，也是理想的状态，只是很少有跑友能做到。

通过平时训练的感觉，根据第三种训练感觉时的训练速度、体能分配，在日常训练中多次按照此速度分配去跑，以此来做好比赛时的体能分配，最后才可以安全、顺利完赛并创造优异成绩。

（二）比赛中战术的运用

与专业选手相比，业余跑者水平相对要低很多，参赛获得名次和奖金的可能性较小，选手之间的互相竞争要少得多。所以，业余跑者参赛更多的是"超越自我"，选择合理配速（尽可能匀速跑）对比赛结果的影响更大，而选手间相互的战术影响较小。然而，随着跑者训练时间越长、学科化程度越高、参赛频率提升，跑者对个人成绩会越来越重视，每次参赛都能在成绩上取得一定的突破将会是很多业余跑者的参赛目的之一。个人成绩的提升，除了受平时训练、天气状况等因素影响之外，比赛中战术的运用常起到至关重要的作用。路跑赛事中常用的战术有跟随跑、领先跑和独自跑三种。跟随跑是最适用于业余普通跑者的方法。

1. 跟随跑

对于初次跑马或者经验不足实力欠缺的跑者，或者想要节省体力的跑者，可以选择紧跟一位与自己实力差距不大的选手，或者跟随与自己实力相当的官方配速员，有目标选手的引领，既有明确的目标又能节省体力，会明显感觉整个过程相对更为轻松。业余跑者在马拉松赛中也可以采用跟随跑，选择比自己配速稍快的选手，节奏合适，便进行跟随。合理的使用这种方式，可以帮助自己取得更好的比赛成绩。

2. 领先跑

这种方法适用于比赛中的第一集团，多是想破自己的纪录，或者以追求名次为主的专业运动员，专业选手在经过长期系统训练后耐力更强，速度均匀，节奏感强。领跑可以保证自己制定的目标，夺取好的成绩。过去世界上许多伟大的长跑运动员，比如20世纪70年代的戴夫·贝德福德和20世纪80年代的史蒂夫·琼斯，都属于领跑者派，并取得了相当大的成功。但是，对于业余跑者，如果没有足够的实力尽量不要在前面领跑，因为这很有可能让自己过度带节奏而提早丢失体力。

3. 独自跑

这种跑法适用于非专业运动员出身的高阶业余跑者，这些跑者通常具有多年的跑步训练与参赛经验，久而久之，便有了自己的专属的跑步节奏，在追求自我最佳个人的情况下，不希望被其他跑者影响，所以会采取独自跑的战术，按照自己的计划进行。当跑者对自我能力水平有足够的了解，并且对整个参赛过程有足够清晰的认知后可以尝试独自跑法。

赛场上用得最多的还是跟随跑，这种跑法需要在前段比赛跟随其他人的节奏，风阻更小，非常省力。主要是在最后阶段比拼最终冲刺能力。目前，很多马拉松等路跑邀请赛出现的官方配速员，在大部分赛段帮助其他选手既获得较快的速度，又保存了体力，促进跑出更好的成绩。

对于普通跑者而言，如果不习惯跟随跑法，也可以尝试采用千米配速计划，前提是在日常跑步中多次训练过既定参赛距离，对所报参赛项目里程中每千米的所能达到的最好配速足够清楚，以此为基础用自己平时的训练水平制订配速计划，保证每千米的速度维持在自己能够接受的乳酸阈值水平，将自己的实力展示出来。

事实上，在比赛中想要每千米都严格按照计划配速完成并不是那么简单的，人体储备能量的消耗是一个越来越快、越来越强的过程，可能实际比赛中后半程掉速要比自己预计得更严重，所以就要求跑者平时多了解自己的实力，多积累比赛经验，尽量减小计划配速和实际配速的差距。

（三）对突发情况的应变与处理

无论是初级健身跑者，还是经常坚持跑步锻炼的跑者，在参加比赛时都会碰到诸如运动损伤、中暑、晕厥等现象。那么，当你在马拉松比赛中遇到这些突发情况时，应该如何预防和处理？怎样才能避免这些小伤病的发生？这是每个跑者都需要格外关注的问题。

1. 运动中腹痛

参加运动的人，尤其是初次参加者，运动中出现腹痛是常有的事，运动性的腹痛不是一种疾病，而是身体对运动量和运动强度的不适应的一种表现。

产生原因：运动时腹痛的原因极为复杂，不单是由于运动引起了机能失调和肝脾淤血等，而且可能融合各种腹部内科疾患。例如，可能是由于疾病因激烈运动而急性发作，或由于运动时发生了急腹症等。有时运动量较大，钠和水通过汗液流失较多，但又没有得到及时补充，导致体内电解质紊乱，引起腹部肌肉疼痛。一般来说是准备活动做得不充分，加上有时天气比较冷，衣着单薄，开跑时吸入了大量的冷空气，或者起跑速度过快等出现的"岔气"现象。

应对措施：出现腹痛时，应弯腰减慢速度，用手压住疼痛部位，并做深呼吸，经过短时间的调整处理后，疼痛感会减轻或消失。腹痛非常严重的情况下应停止运动，点按内关、足三里等穴位。如果经上述处理仍然无法缓解，应退出比赛进入救护站处理。

预防措施：为了预防比赛中出现腹痛，在赛前应做好充分的准备活动，使机体内的各内脏器官能适应运动的需要；合理安排膳食，赛前避免吃得过饱和饮水过多，至少饭后 1 h 再参加比赛，赛中不要饮用过冷的饮料；运动要循序渐进，逐渐增大运动量，运动中注意呼吸节律与动作配合。

2. 小腿抽筋

抽筋的学名叫肌肉痉挛，是一种肌肉自发的强直性收缩现象。发生在小腿和脚趾的肌肉痉挛最常见，发作时疼痛难忍，尤其是半夜抽筋时往往把人痛醒，有好长时间不能止痛，且影响睡眠。

产生原因：引发小腿抽筋的原因有很多，一般情况下是由肌肉过度疲劳引起的。当你做长时间剧烈运动时，腿部肌肉在高负荷运动过程中容易出现过度疲劳的情况，会使你的肌肉一直处于紧张状态。尤其是在局部肌肉疲劳的状态下持续做剧烈的运动或突然做张力的动作易引发痉挛。同时，当长时间跑步人体大量流汗时，水分和电解质会随着汗液流失，电解质与肌肉的兴奋有关，流失过多，肌肉兴奋增高易导致肌肉痉挛。另外，在进行跑步运动前，如果肌肉和关节得不到充分的热身就立刻进入运动状态，会让肌肉承受不住，容易导致抽筋情况的发生。

应对措施：比赛中若出现小腿抽筋应该马上减慢速度逐渐停下来，然后进行小腿处理，如按摩、揉搓和牵拉抽筋部位。牵拉时，抽筋的部位不同也有对应的拉伸方式，原则上是慢慢地朝反方向做伸展动作，让抽筋的肌肉逐渐伸展开来，即可获得舒缓。但是，做伸展动作时要相对缓慢地进行，不要太心急一下子太用力，以免造成肌肉拉伤。如不能缓解应进入救护站处理。

预防措施：赛前准备活动一定要做得充分，达到身体发热的效果，天气冷时要适当延长准备活动时间，还要注意小腿保暖。运动中要保持温暖，多喝含盐分少的饮料，这样不仅可以补充水分，而且可以保存身体的酸碱平衡，但是碳酸饮料不宜饮用；还可在大量出汗时及时补充盐水，也能避免腿抽筋。

3. 肌肉拉伤

肌肉拉伤是肌肉在运动中急剧收缩或过度牵拉引起的损伤。肌肉拉伤后，拉伤部位剧痛，用手可摸到肌肉紧张形成的索条状硬块，触疼明显，局部肿胀或皮下出血，活动明显受到限制。

产生原因：运动时肌肉拉伤产生的原因一般有以下几个方面：一是准备活动不充分，肌肉的生理机能尚未达到剧烈活动所需要的状态就参加剧烈活动；二是体质较弱，训练的水平不高，肌肉伸展性和力量较差，疲劳或负荷过度；三是运动技术低，姿势不正确，用力过猛，超过了肌肉活动的范围。另外，气温过低、湿度太高、场地太硬等原因也会在运动时引起拉伤情况发生。

应对措施：肌肉拉伤后，要立即进行冷敷，用冷水冲局部或用毛巾包裹冰块冷敷，然后用绷带适当用力包裹损伤部位，防止肿胀。24～48 h 后拆除包扎，可外贴活血和消肿胀，可适当热敷或用较轻的手法对损伤局部进行按摩。如果是大腿肌肉少量肌纤维断裂，应立即给予冷敷，局部加压包扎，并抬高患肢，肌肉大部分或完全断裂者，在加压包扎后立即送医院进行手术缝合。通常情况下，比赛中如出现肌肉拉伤，一般应退出比赛，进入救护站或根据拉伤程度送往医院进行治疗。

预防措施：为了防止比赛中出现肌肉拉伤，在赛前要做好充分的准备活动，尤其要活动开下肢，并注意跑动动作的准确性。平时应注重力量训练，如果肌肉力量不够强大，跑步时会出现动作不稳定的情况，而动作变形会引发支撑力不足，从而损伤到关键肌肉甚至关节。

4. 热应激

热应激指在高温环境中的机体对机体提出的任何要求所做的非特异性的生理反应的总和。热应激时的人体正常的热平衡受到破坏，人体将产生一系列复杂的生理和心理变化。

产生原因：运动性热应激中的主要生理学问题是脑温、肌肉温度过高和脱水。一个普通健康人从事重体力劳动，由代谢产生的热量将增加 10 倍；而优秀运动员从事运动时产热将增加 20 倍，大约 80% 的能量以热的形式释放，仅有少部分转化为肌肉做功。外界温度的升高及机体内核代谢热的积累加速热量的排出，并且伴随体内大量水分的散失，导致运动员水平衡失调或出现脱水现象（尤其在强度较大、时间较长的训练或比赛期间），其结果必然影响运动员的运动能力。

应对措施：比赛或训练时必须要补充水分，选择略低于室温的饮料就好，不要喝冰水或冷水，可以用适量的冷水浇在头上或身体上来降温。运动中补液要采取少量多次的办法，每隔 15～20 min 可补液 150～250 mL。一般情况下，每小时的补液总量不超过 800 mL，应补充运动饮料。如果出现面色潮红、多汗、脉搏加快等表现，应停止运动，向就近的医疗志愿者或医疗点寻求帮助。

预防措施：通常情况下采用热习服及合理补液的方式来预防运动中热应激的发生。热习服是一种对热环境的生理适应过程，运动员经过热习服后效果表现在训练后期，如心率降低、内温稳定、肌糖原利用减少、皮肤血流量和红细胞滤过能力增加及疲劳延缓等；通过热习服能提高运动员的耐热能力。热量的散失需要消耗体内大量的水分，而机体要维持高强度运动也需要水分的参与，一般在运动过程中流失的水分可以通过运动前后运动员体重的变化确定；运动和高温的联合应激往往会导致机体脱水，运动时液体的补充能减少脱水，维持血容量平衡，并能提高运动能力；同时液体的补充能减少血液中肾上腺素的浓度，从而降低心率和维持皮肤血流量。

三、比赛结束

（一）赛后的恢复与调整

无论是专业跑者、业余跑者，还是初级跑者，参赛距离越长，完赛后肌肉疲劳程度越深。因此，无论是参加比赛的新手，还是有丰富经验的老手，都需要制订赛后的恢复与调整计划，以使人体肌肉、器官和代谢方面得到修复与恢复。

通常情况下，跑者在完成比赛后，首先要进行一段距离的慢走或慢跑（切记不能立刻停下来，也不可即刻进行拉伸）来放松，与此同时要进行补水及物理降温，然后进行简单、适当的拉伸来放松紧张的肌肉，整个过程大约持续 15 min。

接下来，在完赛后的 30 min 内，跑者要进行能量补充，因为在跑步过程中身体的糖、脂肪、蛋白质都处于大量消耗的状态，此时补充类似能量棒、香蕉、糖水等很有必要，同时大量补充富含电解质的饮料，如果可以适时搭配蛋白质，恢复效果会更好。

下一步，跑者可以适当补充食物，以修补损伤的肌肉和组织，以鸡胸肉、鱼肉、瘦牛肉、低脂牛奶、豆类等富含优质蛋白质的食物为主。

一般而言，大运动量运动过后，肌肉会在 8~24 h 内出现酸痛，情况严重时会持续一周之久，这就是所谓的"延迟性酸痛"。为了尽可能地减缓肌肉酸痛程度，赛后还可以进行冰敷或泡冷水浴，睡前再泡个温水澡并做适当的伸展运动，以放松肌肉，减缓疲劳。

第二天，通过低强度、小运动量的慢跑，或者骑自行车和游泳，以促进血液循环，加速代谢，有利于进一步缓解肌肉的酸痛，促进身体的快速恢复。

（二）赛后小结

对于各类跑者来讲，赛后待身体恢复，写一份赛事小结十分必要。通过小结可以将自己对这次比赛的认识、体会、不足做一个记录，便于今后在训练、参赛准备、赛中和赛后有更具针对性的准备。赛事小结应包括赛前，到达比赛地点、存包、检录是否顺利等；赛中，整体配速如何，每千米配速，是否需要跟随配速员，多少千米出现异常，如何应对异常，是否还有更好的应对方案，多少千米需要补给等；赛后，完赛物资领取、取包、拉伸等。做一份完整、详细的赛后小结，有助于对所参加的比赛有全面的认识及总结比赛的成绩、不足，为今后训练、参赛提供宝贵的经验。

第九章　健身走跑运动营养指南

第一节　健身走跑者的饮食

一、饮食安排原则

对健身走和健身跑者而言，食物不仅仅是简单的营养补给，更是燃料。你知道在跑步前、中、后分别应该吃什么、在什么时候吃，喝什么、喝多少吗？当你在为参加长跑比赛而进行训练时，你需要调整自己的饮食习惯。

在健身走跑运动中，你会比平时燃烧更多的能量，因此，需要补充更多。首先，你需要通过计算了解自己消耗了多少能量。你的能量消耗取决于你的性别、体型和训练强度。其次，你需要用营养丰富的食物来补充这些额外消耗的能量。

如果你想要减肥，仅仅通过长跑来解决，并不是一个有效的减肥方案。慢跑1 h 大约消耗 400 Kcal 的热量，但这并不意味着你每跑 1 h 就会减轻 0.5 kg。许多研究表明，跑步会增加食欲，尤其是对新跑者。他们的身体会为了维持体重的平衡，分泌激素，促进进食。如果你不想减肥，那就可以多吃点来回应这些信号；但是如果你想减肥，你就得注意你分别消耗和摄入了多少卡路里。如果你在训练的过程中发现自己的体重在不断增加，请注意你的能量摄入！

二、能量来源

（一）健身走跑者的能量来源是什么？

就像汽油是汽车的燃料一样，食物作为健身走跑者的燃料，为跑步提供动力。当你开始新里程时，正确的"燃料"将帮助你的"引擎"强劲运转；而错误的"燃料"则会让你停滞不前，让你耗时增加又或是消化不良。

肌肉细胞有两种主要的能量来源——糖和脂肪。这些原材料可以来自我们吃的食物，也可以来自我们身体内的储存。

食物中的碳水化合物被分解成葡萄糖，其中一部分以单糖形式存在于血液中，为细胞提供能量。非即刻需要的葡萄糖则被转化为糖原，储存在肌肉和肝脏。当你运动时，身体首先使用血液中的葡萄糖，然后随着血糖水平的下降，进而提取储存的糖原。

另一种为肌肉提供能量的原料——脂肪，在耐力运动中被使用。饮食中的脂肪必须先分解为脂肪酸和甘油，才能被肌肉利用，这使得它比碳水化合物更难立即被人体使用，而且脂肪的供能效率也更低。另外，身体的储存脂肪是一种很好的能量来源，因为同等质量的能源物质，脂肪储存的能量更多，体积更小。

（二）科学回应饥饿信号

当你在进行健身走与健身跑时，你会感到饥饿。然而，如果你一直感到饥饿，这就提示你需要调整饮食。

如果饥饿给你造成了影响，请同时反思以下问题：

（1）你是否摄取了足够的蛋白质？碳水化合物一直被视为运动的重要能量来源，但蛋白质也同样重要，它能稳定血糖，帮助你拥有更长时间的饱腹感。

（2）你是否在跑步前摄入了足够的食物？空腹跑步通常会导致运动能力下降，并会使你很快又感到饥饿。

（3）你进食的次数是否够多？如果你在吃了三顿饭之后仍然感到饥饿，试着把同样数量的食物分成五小份，实行多餐制。更稳定的食物摄入将帮助你的身体保持稳定的血糖水平，避免饥饿。此外，身边准备一些健康的零食，这样当你饿的时候就不会吃高热量的食物了。可以考虑一把坚果、一杯苹果酱，或一根香蕉。

（三）运动前后的饮食

运动前后吃什么？

运动前的进食很重要，不要为了追求减肥而空腹去运动，因为这样做的结果往往是运动坚持的时间不够，强度不达标，我们常说的"不吃饱饭怎么减肥呢？"就是这个道理，如此运动的话，还容易导致运动后的暴饮暴食。

1. 按照运动时间来安排饮食

如果清晨运动，低血糖者至少要喝杯淡蜂蜜水，或者补充 1～2 片全麦吐司。如果下午锻炼，若运动时间在下午 5～7 点之间，下午 4 点左右可补充一杯酸奶、2 片全麦吐司和一个水果。如果晚上锻炼，若运动时间选择在晚饭后，晚饭要尽可能清淡，油腻的食物会加重胃肠负担，延长消化时间。

2. 按照运动强度来安排饮食

若是 30～60 min 中低强度运动，如快走、慢跑，是不需要额外补充食物的。如果运动强度较高，可以在运动前 1～2 h 保证一次加餐，选择一个水果和一小碗燕麦粥，或者 2 片全麦吐司。如果是力量训练，运动前补充一杯酸奶或一盒牛奶，可以为肌肉的生长提供足量的蛋白质。若是 1～3 h 运动，运动前不要担心体力不支而大量进食，在运动期间可以补充含糖运动饮料或者果汁。若是 3 h 以上的运动，通常不建议如此长时间的运动，运动前的饮食要容易消化，以碳水化合物为主，搭配一些鱼肉和蔬果。运动时，必须间断性地补充事先准备好的小点心：苏打饼干、新鲜水果。你也可以携带预包装的运动凝胶或能量咀嚼片，以便在长跑过程中随时补充碳水化合物。这些产品几乎都是简单的碳水化合物，易于消化，而且便于携带。如果你喜欢更天然的能量来源，不妨试试香蕉。运动后，身体的水分、糖原、脂肪和电解质大量消耗，肌肉重塑也需要原料，同时促进机能的恢复也需要维生素和矿物质的参与，所以运动以后要注意以下四个方面：

（1）喝运动饮料或淡盐水。在运动时身体产生的大量热量是通过排汗的方式进行散发的。汗液的排出，会带走大量的水分，电解质也会随之流失。所以，运动后要及时进行水分和电解质的补充，而运动饮料就是不错的选择，运动饮料中含有丰富的电解质，可以对身体进行及时的补充。当然，如果没有运动饮料，淡盐水也是可以的。因为流失的电解质中最主要的就是钠离子和氯离子。

（2）以淀粉类食物为主。如果正餐安排在运动后，只需和平时一样，以淀粉类食物为主，补充身体在跑步中消耗的大部分葡萄糖，帮助合成糖原。而淀粉类食物主要就是平时吃的米饭、面食。当然，如果可以，除了精米细面外，多吃粗粮是很不错的选择，粗粮中含有精米细面中没有的维生素 B_1 及无机盐，还有各种营养元素，对身体更加有益。玉米、高粱、紫米、燕麦、红米、黑米等都是不错的选择。

（3）多吃水果蔬菜。跑完步后可以多吃一些水果蔬菜，水果蔬菜的热量低，又容易让人有饱腹感，因此，它可以在解决饥饿的同时，又不会让人摄入太多热量。再者水果蔬菜富含膳食纤维，对肠胃的消化有很大的帮助。

（4）适当食用蛋白质。跑步等有氧运动中除了会消耗碳水化合物和脂肪外，还会消耗不少蛋白质，造成肌肉流失。因此，我们在跑完步后也应该及时补充适当的蛋白质，比如牛奶、鸡蛋、鸡胸肉、牛肉、豆类等，帮助肌肉中蛋白质的合成。如果跑步的目的是减肥或仅仅是锻炼身体，那么蛋白质食物不必食用过多；如果是为了增肌，那么可以食用得更多些。

（四）运动后饮食的注意事项

运动后饮食的常见注意事项有哪些？

（1）运动后的饮水，应该要少量多次，每次只喝一小口，分多次喝完，而不要一下子大量喝水。此外，不要食用冷饮和汽水。

（2）运动后的正餐，应该要放在运动结束后 30 min，因为运动时血液主要流进骨骼肌，而肠胃中的血液较少，消化液的分泌也较少，停止运动后这种情况仍会持续一段时间。等 30 min 后再进食，有益于身体的消化。

（3）运动后的正餐，只要吃到七分饱就好。七分饱也就是刚刚饱了，可吃可不吃的感觉。如果是增肌训练中的适当跑步，那么可以少吃多餐，每天吃五六餐都可以。无论是减肥还是增肌，都应该减少高热量高脂肪食物的食用，比如巧克力、油炸食品、肥肉、动物内脏、奶油制品等。减肥者更不应该食用这些食物。

（五）酸性食物和碱性食物的选择

应该选择酸性食物还是碱性食物呢？

食物一般分为酸性和碱性，这个判断可不是通过味觉做出的，尝起来酸的食物并不一定就属于酸性食物，而是根据食物进入人体后生成的代谢物的酸碱性来判断的。

通常来说，酸性食物含有丰富的脂肪、蛋白质、碳水化合物等物质，而大多数蔬菜水果是碱性物质。

人体在进行体育锻炼活动后，会感到关节、肌肉酸胀和精神疲乏，这是因为体内大量的碳水化合物、蛋白质、脂肪等物质被分解了，产生了诸如磷酸、乳酸等酸性物质，对人体有刺激性作用。

（六）减肥与饮食

1. 运动后仍需进食？

有人说，运动后吃东西更容易增肥。有些人慢跑后除了喝水以外，什么都不敢吃，怕辛苦消耗的卡路里会前功尽弃。这种说法并不正确，跑步后的 60～90 min 内是补充糖分储备及修补肌肉组织的黄金时间，宜进食东西。除吃碳水化合物外，建议跑步后多吃低脂蛋白食物，如脱脂奶除含乳糖及优质蛋白质外，还有丰富的水分，易被身体吸收。

2. 以减脂为目的的运动少喝高糖饮料

不少人在运动后饮用能量饮品，补充电解质。虽然能量饮品内含电解质，易被人体吸收，但市面上大多能量饮品含有四至五茶匙糖分。以一个 50 kg 重的女孩子为例，跑步 30 min 约消耗 150 cal，但饮用一瓶 500 mL 的能量饮品，已等于摄取 130～140 cal 糖分，完全是得不偿失，因此，建议挑选低糖或无糖的电解质饮品。

第二节　健身走跑者的营养基础

一、碳水化合物

（一）需要补充碳水化合物的原因

碳水化合物是运动的最直接能源。这就是为什么运动饮料和包装食品，如能量棒和能量凝胶会富含易消化的碳水化合物，其中大部分是糖。但是运动营养产品不应该成为碳水化合物的唯一来源，因为如果你摄入太多的碳水化合物，你的身体也不能全部吸收；相反，你的身体会将这些糖转化为脂肪。这就是为什么长距离跑者在训练中除了糖等简单的碳水化合物外，还应该摄入复杂的碳水化合物，如面条、燕麦片和土豆等富含淀粉类多糖的食物。

在运动前应吃更容易消化、更快吸收的碳水化合物来作为能量来源。关于糖，比赛前不应该吃全谷物或富含纤维的食物，因为它们会在你的胃里停留较长时间，这意味着它们不能被立即使用，而且可能会导致胃肠不适，影响运动表现和身体健康。

碳水化合物常见的食物来源包括复合碳水化合物（如面条、面包、椒盐卷饼、谷物和奶制品），单糖，以及水果、运动饮料、能量棒和能量凝胶。

运动人群碳水化合物的摄入量为总能量的60%，长时间运动时应增加至65%。高强度耐力运动时碳水化合物供给量应为总能量的60%～70%，中等强度则为总能量的50%～60%，但精制糖的摄入以不超过总能量的10%为宜。

（二）脂肪

谈"脂"色变，健身走与健身跑者不用补充脂类食物了？

身体储存的脂肪是耐力运动的重要能量来源，膳食脂肪还有助于身体吸收脂溶性维生素。

脂肪不是敌人，尤其是长距离运动的时候，当你身体中的碳水化合物消耗殆尽时，需要一个后备的能量来源。脂肪还能让你有饱腹感。去除脂肪的加工食品通常会用糖之类的东西来代替它们，会让你更容易感到饥饿。不过因为饮食中的脂肪不能很快转化为能量，所以在跑步前吃一顿富含脂肪的食物并不是个好主意。

常见的食物来源包括饱和脂肪、多不饱和脂肪及单不饱和脂肪。饱和脂肪多存在于黄油、红肉、带皮深色鸡肉、椰子油中。多不饱和脂肪多存在于种子、鳄梨和鱼中。单不饱和脂肪则多存在于橄榄油和一些坚果中。

脂肪摄入量一般应占总热量的 15% ～ 25%，不宜超过 30%。每日摄入的脂肪量，动物性脂肪应占 40%，植物性脂肪应占 60%。

二、蛋白质

（一）蛋白质的重要性

蛋白质虽然一般情况下不作为供能物质，但是它是肌肉合成的原料。就运动者而言，它是肌肉重建、重塑和修复的原料。

当你跑步的时候，肌肉会分解。蛋白质可以帮助恢复分解的肌肉及合成更多的肌肉蛋白，增加肌肉量。

蛋白质的食物来源：蛋白质的质量根据其产生的源头、蛋白质的氨基酸组成，以及蛋白质的加工或分离方法不同而不同。此外，消化和吸收、蛋白质的代谢活动也同样是重要因素。因此，不仅需要关注运动员的日常饮食中蛋白质的摄入量是否充足，还要关注摄入的蛋白质是否优质。低脂优质蛋白质的最佳食物来源是去皮光滑的鸡肉、鱼类、蛋清和脱脂牛奶（酪蛋白和乳清）。优质蛋白质的最佳来源是乳清、牛初乳、酪蛋白，牛奶中的蛋白质和鸡蛋白。运动员可以通过咨询运动营养专家来确定他们是否需要补充蛋白质，以达到膳食蛋白质摄入需求标准，使其在运动后蛋白质合成达到最优。常见富含蛋白质食物有鱼、鸡、牛肉、豆类、猪肉、奶制品、鸡蛋、藜麦、大豆、大麦、蛋白粉（如乳清蛋白粉）等。

成年人蛋白质推荐摄入量为每日 1.16 g/kg（体重），老年人为 1.27 g/kg（体重），或蛋白质占总热量的 15%。

（二）摄入充足蛋白质的办法

健身走与健身跑者满足蛋白质需求，使每次锻炼后恢复和调整时期的蛋白质合成达到最佳的建议如下：

（1）经常锻炼的人蛋白质需求量在 1.2~1.6 g/kg（体重）。

（2）优质蛋白质，尤其是源自动物产品（如乳制品、肉类、蛋类等）的蛋白质营养价值尤为丰富。运动员应当设法从食物中获取蛋白质，蛋白质补充剂也是摄入优质蛋白质的一种安全简便的方法。

（3）在训练之后迅速补充优质蛋白质能够促进肌肉蛋白质合成，蛋白质合成最优化所需的蛋白质的需要量并不算高，在 20~25 g，高于这种量的蛋白质会转化为能量。

（4）能被迅速吸收的蛋白质可以促进训练后蛋白质的合成，乳清蛋白是最佳选择，无须考虑购买更昂贵的蛋白粉或一些氨基酸配方物质。

（5）蛋白质残基（如支链氨基酸）已被证明对运动员有益，能够提升蛋白质合成速率，降低蛋白质分解速率，促进运动后的恢复，等等。

（6）肌肉在锻炼后受到刺激，增加蛋白质的合成，这一过程可长达 24 h。如此，运动员应当注意在一整天的正餐和零食中广泛摄入蛋白质。大多数人会在晚餐时摄入一整天所需的大部分蛋白质，建议最好将蛋白质的摄入重新分配至每日的其他正餐中。

三、维生素

（一）运动与维生素的关系

有研究显示，大多数运动员只需食用日常食物，如水果、蔬菜、全谷类食物、低脂奶制品和肉类，即可摄入推荐量的维生素和矿物质。缺乏微量营养素风险最高的运动员是那些限制能量摄入或在严格减重的人，他们在饮食中排除一类或多类食物，或者其膳食不均衡，微量营养素含量少。改变这一情况的最佳方法就是寻求运动营养专家的建议。如果无法充分改善食物摄入不足的情况，例如当运动员身处食物资源匮乏的国家或者只是缺少某一种维生素或矿物质时，则可以进行短期营养补充。通常，一系列多种维生素/多种矿物质补充品是改善食物摄入不足的最佳选择。需要注意的是，如果运动员本身膳食营养足够丰富，则额外补充维生素和矿物质并不会提升其运动表现。

（二）运动者补充 B 族维生素的必要性

摄入充足的 B 族维生素对确保能量生成、肌肉组织的形成和修复至关重要。B 族维生素有两个作用与运动直接相关，硫胺素、核黄素、烟酸、吡哆醇（维生素 B_6）、泛酸和生物素与运动时能量生成有关，而叶酸和维生素 B_{12} 则与红细胞生成、蛋白质合成、组织修复和维护有关。通常女性运动员尤其是食素者或饮食失调的女性运动员膳食中核黄素、吡哆醇、叶酸和维生素 B_{12} 的含量较低。虽然就已知的事实而言 B 族维生素的短期亚临床缺乏不会影响运动表现，但维生素 B_{12} 和/或叶酸的严重缺乏会导致贫血、降低耐力表现。因此，摄入充足的 B 族维生素对运动员达到最佳运动表现和最佳健康状态非常重要。

（三）运动者需要补充维生素 D

维生素 D 可促进钙离子的充分吸收，帮助调节血清钙和磷的水平及增强骨骼健康。维生素 D 还可调节神经系统和骨骼肌的发育与体内平衡。虽然很多食物中含有维生素 D，但日晒才是我们获得维生素 D 的重要来源。居住在北纬地区或者整年主要在室内训练的运动员（如体操运动员和花样滑冰运动员）都面临维生素 D 状态较差的危险，尤其是在他们没有摄入添加维生素 D 食物的情况下。应该对这些运动员进行筛查，以排查维生素 D 缺乏的状态。如果维生素 D 水平不理想，就应该补充维生素 D，可能的话，还应该遵循医嘱，进行日晒。有研究证明，对于运动员而言，尤其是在室内训练的运动员，每天补充 5 μg 或者 200 IU 的维生素 D 是大有裨益的。

（四）运动者视情况服用抗氧化剂

维生素 C、维生素 E、β-胡萝卜素和硒是保护细胞膜免受氧化损伤的、重要的抗氧化剂。运动会使氧气的消耗量增加 10～15 倍，研究人员推测耐力运动会给肌肉细胞和其他细胞造成持续的"氧化应激"，导致细胞膜脂质过氧化。紧张持久的运动增加了人体对维生素 C 的需求，因此，细微的维生素 C 状态改变或者维生素 C 缺乏，都会对体能造成影响。研究人员认为，维生素 E 有助于减轻高强度运动恢复期间的炎症和肌肉酸痛。有证据证明，维生素 E 能够减轻运动引发的DNA 损伤，促进运动活跃的人的恢复。因此，建议进行定期持久和剧烈运动的运动员每天摄入至少 100 mg 维生素 C 和 15 mg 维生素 E，这些剂量可以通过足量和平衡的膳食获得。抗氧化剂摄入不足最易发生在坚持低脂肪饮食的运动员身上，因为低脂肪饮食既限制了能量的摄入量，也可能限制了水果、蔬菜和全谷类食物的摄入量。尽管短期的运动可能造成脂类过氧化物副产品的增加，但长期的运动训练可使机体增强自身抗氧化系统和降低脂质过氧化的作用。因此，训练有素的运动员内生抗氧化能力会比新运动员更强，这使得他们并不一定需要补充抗氧化剂。

鉴于运动会增加氧自由基的形成，许多运动员因而认为补充抗氧化剂能够保护他们免受氧自由基增多造成的危害。然而，人们目前对这一认识发生了诸多改变。人体有能力发展自身更为复杂的抗氧化系统，所以无须为身体提供大剂量的抗氧化剂。事实上，补充抗氧化剂可能会使抗氧化系统失去平衡，反而得不偿失。有证据表明，补充抗氧化剂实际上很可能会使一些对恢复和适应训练具有重大意义的信号失效。也就是说，补充抗氧化剂反而会降低训练效果。

四、矿物质

（一）健身走跑者需要补充铁元素

铁是携带氧分子的蛋白、血红蛋白和肌红蛋白生成的必要元素，也是生成参与制造能量的酶的必要元素。铁运输氧的能力对耐力运动及机体神经系统、行为系统和免疫系统至关重要。无论是否存在贫血的情况，缺铁都会削弱肌肉功能，限制工作能力。贮铁缺乏（低储备铁）是运动员（尤其是女运动员）中最常见的营养缺乏之一。运动员贮铁缺乏的高发病率通常是由能量摄入不足引发的。其他可影响铁贮备的因素有食用含铁不足的素餐，生长期过快，在高海拔地方训练，汗液、粪便、尿液和月经血中铁流失的增加，血管内溶血，足部接触地面性溶血，经常献血或受伤。有证据表明，大训练量造成的铁流失水平的增长会提高运动员铁摄入的需求。所以，吃素食的耐力运动员的铁摄入量应当大于建议摄入量（RDA）：男运动员每日 18 mg，女运动员每日 8 mg。

治疗缺铁性贫血需要 3 ~ 6 个月，因此，尽早进行营养干预是预防贫血症的有效手段。肉类食物（如鱼肉和家禽肉），是易吸收铁的主要来源，所以素食主义者需要精心规划膳食，寻找可以代替的含铁食物。女性同样容易缺铁，这是由月经造成的铁流失及食物摄入偏少引起的。容易出现铁贮备不足的运动员应接受定期检测，进行高原训练的运动员也同样需要检测铁贮备的状况，以保证他们体内有足够的储备铁来适应训练。

对于缺铁的运动员而言，补铁不仅能增加铁贮备，而且能降低运动过程中的心率和乳酸浓度。有证据表明，对于缺铁但不贫血的运动员而言，补铁是有益的。最近的研究已经证明，经过 4 ~ 6 周摄入 100 mg 的硫酸亚铁来补铁可减轻骨骼肌疲劳。但是，并不建议频繁补铁，因为铁过多和铁过少一样，都是有害无益的。下面是富含铁的饮食策略清单。

（1）每周 3 ~ 5 餐，食用适量的红色肉类。

（2）选择添加铁的谷类制品，如早餐谷物。

（3）搭配含铁的植物和非肉类食品（如豆类、谷类、鸡蛋、叶类蔬菜等），加强铁的吸收。

（4）食用富含维生素 C 的食物，如水果、果汁搭配肉类，因为维生素 C 可促进铁的吸收。

（二）健身走与健身跑者补钙的策略

钙对骨组织的发育、保养和修复，血钙水平的维持，肌肉收缩和神经传导的调节及血液的正常凝结至关重要。膳食钙和维生素 D 的不足会促使骨密度降低，增加应力性骨折的风险。如果能量摄入低、摄入的奶制品或其他富含钙的食物不足或者完全不吃，加上正处于月经失调期，女运动员最容易出现骨密度低的情况。她们必须根据营养评估来补充钙和维生素 D。目前，对饮食失调、月经不调和患有早期骨质疏松的运动员的建议是每天摄入 1 500 mg 的钙和 5 μg 的维生素 D。下面是富含钙的饮食策略清单。

（1）每位运动员每日的饮食计划应尽量包含3份这样的食物：一杯牛奶、一片奶酪和一盒酸奶。

（2）年轻运动员在快速发育期必须摄入额外的分量。

（3）不食用奶制品的运动员可选择添加钙的大豆食品代替。

（三）运动应合理补锌

锌不仅影响肌肉组织的发育、构成和修复，还影响能量的产生和免疫功能。素餐和动物蛋白含量低而纤维含量高的膳食都会减少人体的锌摄入量。缺锌与甲状腺激素水平、静息代谢率（RMR）和蛋白质利用率的降低紧密相关，这都会给健康和体能造成不良影响。心肺功能的减弱、肌肉力量的减小和耐力的降低都与锌贮备不足有关。调查数据表明，运动员（尤其是女运动员）容易缺锌。锌的单次摄入量上限是40 mg，因此，运动员应当重视补锌的单次剂量，因为他们的补锌剂量常常超过这一上限，而多余的补锌剂量会妨碍其他如铁和铜等营养元素的摄入，可能导致高密度脂蛋白胆固醇（HDL）减少和营养失衡。补锌对体能的益处还有待确认。

（四）运动要适当补镁

镁不仅在细胞的新陈代谢（糖酵解、脂肪和蛋白质代谢）中起多种作用，还能调节细胞膜的稳定性。缺镁会增加完成次极量运动所需的氧，进而降低人体的耐久能力。据报道，参加有重量级别划分的运动和注重体型运动的运动员（如摔跤、芭蕾和体操运动员）都存在膳食中镁摄入不足的情况。对于镁贮备不足的运动员而言，补镁可能是有益的。

（五）科学摄入充足的微量营养素

以下几点建议能帮助促进饮食的多样化，确保维生素、矿物质和植物营养素的充足。

（1）不要抗拒新食物和新菜谱，尽量吃当季食物。

（2）食用各种不同的食物，如不同的水果、蔬菜和谷物。

（3）混合、搭配正餐食物，如沙拉和汤。

（4）尽量避免将某一食物或某一类食物排除在饮食计划之外。

（5）在饮食中排除某类食物时，要找与该类食物有相似营养价值的食物替代。

（6）每次正餐和零食都应包含水果和/或蔬菜。深色、颜色明亮的水果和蔬菜富含各种维生素和植物营养素。

五、水

（一）运动中要补水的原因

在运动过程中，身体会因为出汗带走大量的水分和盐分。一般强度的运动每天需要补充的水分约为 2 000 mL；在 20 ℃以上的环境中，每当温度升高 5 ℃，补水量就需要增加 1 000 mL。而夏日正午运动 1 h 流失的水分更是高达 3 000 mL。汗液中电解质以钠离子和氯离子为主，另外还有钾离子和钙离子。长时间的运动，会使大量电解质随汗液从身体流失。如果在运动过程中不进行适当的补水，就可能引起电解质失衡，甚至影响人体的运动状态和身体健康。

剧烈运动时，水分代谢速度加快，大量水分流失，电解质代谢过程也加快，此时将有大量电解质伴随汗液的排出而流失。所以，补水不是单纯的补水，要将糖分、水、电解质一起补。条件允许的情况下，补充运动性饮料是补水的最佳选择。因为运动性饮料一般含有糖分和电解质，其中各种营养素能适应运动者生理特征和特殊运动需求。不过血糖偏高及糖尿病患者在饮用此类饮料的时候要格外慎重，高血压、心肾功能不好的人群也要适度饮用，以免加重心肾功能的负担。

运动中适当补水的好处有以下几个方面。

1. 提升人体新陈代谢

运动过程中适时补水能促进人体新陈代谢提高，帮助把运动时产生的废物及乳酸排出，缓解身体疲劳。

2. 调节人体体温

运动时，人体血液循环加快，体温升高，此时人体会用排汗的方式帮助降温，这个时候就急需补充水分来调节体温，不然就会导致人体脱水、休克乃至肾衰竭。

3. 有助于肌肉增长

人体70%的成分都是水，且保持一定量水分的身体有助于增肌。当身体处于缺水状态时，水分会离开肌肉细胞并触发身体发出消耗肌肉的信号。因此，没有喝足水将影响肌肉块头增长上的效果。

（二）运动时正确补水的方法

运动时，人的身体为了保持正常范围的体温，需要大量排汗，在高温条件下运动更是如此。那么，补水就显得尤为关键，因为机体一旦缺水，运动能力会急剧下降，甚至对健康带来不良影响。然而，怎样才能在运动中进行有效的补水是一门学问。不管是什么类型的运动，出汗是在所难免的，如果不及时补水，机体脱水的情况出现，对运动能力及人体本身都会造成不利的影响。首先，在运动补水的时候一定要避免两大误区：不口渴就不喝水肯定是不对的，运动中感到口渴时，机体已经处于轻度脱水状态，这时候再喝水其实已经迟了。其次，如果是大运动量或长时间锻炼，这时候只喝白开水是不够的，反而可能造成血浆渗透压的降低，增加排尿量，延缓机体的复水过程。

想有效补水，建议按以下情况处理：

运动前：在运动前2 h饮用400~600 mL含电解质和糖的运动饮料，也可以在运动前15~30 min，到30 min间先喝300~500 mL水，低温运动饮料效果更佳，可以有助减少体温上升的幅度，有效延缓脱水的发生。

运动中：这时候补水应该少量多次，以每隔15~20 min补充150~200 mL运动饮料为宜。

运动后：最好补充含糖和电解质的饮料，但切记一定要遵循少量多次的饮用原则，不能一次喝太多。

（三）运动饮料可以喝

喝运动饮料好不好？这是一个有争议的话题，支持者认为只补水还不够，应该补充富含碳水化合物和电解质的"运动饮料"，但是主流观点认为，摄取运动饮料的好处仅仅是增强了适口性，从而增加了摄水量。但在正常条件下，使用电解质——碳水化合物饮料的好处并不会超过水。仅在热量摄入不足的长期身体消耗状况下，才有必要去使用这些饮料。

　　首先，运动饮料中大多含有一定量的低聚糖，这有利于降低运动中血乳酸水平，增加肌肉力量。此外，也可以减缓疲劳并提高运动能力。其次，运动饮料还含有电解质，可补充人们运动时随汗液流失的电解质，以防肌肉痉挛和运动能力下降，从而增强运动能力。最后，一般运动饮料都会含有牛磺酸、维生素 C、烟酰胺（维生素 B_3）、泛酸（维生素 B_5）、维生素 B_6、维生素 B_{12} 等。这些维生素会起到减轻运动疲劳的作用。

第十章 健身走跑运动常见问题问答

一、不良的健身走步态，是否预示着身体健康存在预警？

答：国外学者研究表明，不良的健身走步态，是对人体健康提出的预警信号。不良的健身走步态及其对应的健康问题包括以下几种。（1）走路时手臂不摆动。这预示机体后背的移动性受到限制，容易引起后背疼痛和受伤（2）脚前掌先拍打地面。这预示机体神经—肌肉控制能力较弱，容易引发中风或腰椎间盘突出。（3）步长过小。这预示膝关节的移动能力或臀部的伸展能力受到限制，易引起膝关节骨骼退化。（4）罗圈腿。这预示随着年龄的增长，人体骨骼的损耗加剧，易引发骨关节炎。（5）踮着脚尖走路。当人体肌肉处于紧张状态时，容易出现此现象。但当人体的大脑或脊椎受到损伤时，也有可能出现此现象。（6）跳跃着走路。这预示小腿肌肉过于紧绷，易引发肌肉拉伤。

二、在健身走时，你知道应该怎样正确地呼吸吗？

答：一般来说，人们都是用鼻子呼吸的。但当运动强度较大时，仅仅用鼻子呼吸将无法满足人体需要的氧气量，这时需要用口鼻同时呼吸来满足人体对氧气的需求。在用口呼吸时，要注意用舌头抵住上颚，减少冷空气的吸入。对于健身走而言，运动强度属于中小强度，可以通过深呼吸来增大肺活量。

三、健身走与一般行走有什么区别呢？

答：首先，一般行走时，人们的注意力容易分散，如边走边玩手机、边走边和同伴聊天等；而健身走时，需要注意力高度集中，在技术动作、行走方式等方面都要保持专注。

其次，一般行走时，我们通常采用整个脚掌同时着地的方式，这是由于一般行走的距离不远，对膝关节和踝关节的损伤不大；但健身走时，通常采用足跟过渡到脚前掌的技术动作，这样可以将膝踝关节的损伤风险降低。

最后，一般行走时，摆臂的幅度较小，因为一般行走的速度较慢；健身走时，摆臂的幅度较大，这有利于提高健身走的速度，增进健身效果。

四、走路时的"八字步"是如何形成的？应如何纠正呢？

答："八字步"通常是下肢外旋畸形造成的，一般是腿部有一定程度的畸形，并伴有一定程度的向外旋转。

纠正方法包括：保持仰卧姿势，两脚分开并保持 1~2 脚长的间距，同伴抱紧练习者双腿膝关节，将两只脚尖靠拢，保持 30 s 后再分开，重复 20 次；保持站立姿势，脚尖靠拢，足跟分开，站立约 5 min，每天坚持 3 次，坚持 2~3 个月。如果上述方法还未改善"八字步"，则应尽快到医院进行系统的康复训练。

五、走路时 O 形腿的内八字姿势是如何形成的？该如何矫正？

答：一般来说，造成内八字的原因与韧带相关，膝关节内外侧的副韧带是膝关节内外侧的稳定结构。但如果外侧副韧带出现松弛，内侧副韧带相对力量就较大，将拉伸小腿胫骨向内侧旋转，造成内八字。

纠正方法有多种，现介绍其中一种：首先向后迈步走，以足跟先着地，注意直线行进，每次走 8 步。同时注意加强腿部内侧肌肉的锻炼，两脚分开与肩同宽，两脚尖稍稍内扣，连续做下蹲和起立动作 20 次，连续做 3 组，每天坚持。

六、走路时 X 形腿的外八字姿势是如何形成的？该如何矫正？

答：造成 X 形腿的原因主要有患者幼年曾患有佝偻病或先天遗传性疾病、软骨发育障碍、外伤骨折引发的后遗症等。

矫正方法分为手术方法和非手术方法。手术方法一般针对较严重的患者，优点是恢复得较快；非手术方法即运动疗法，是通过一些锻炼松弛膝关节外侧的副韧带，然后使膝关节内外侧的结构恢复稳定，使胫骨内翻回原位，从而达到矫正的目的。

七、错误的跑步姿态有哪些？应该如何改正呢？

答：常见错误的跑步姿态及其纠正方法有八种。（1）双肩耸立。加强前后摆臂练习，加强核心力量、下肢力量及髋关节力量练习等。（2）交叉摆臂。加强下肢力量、屈髋肌群力量及核心力量练习等。（3）侧向摆臂。加强下肢内外侧力量平衡练习、髋前后肌群力量练习等。（4）膝关节内扣。加强臀大肌、臀中肌力量练习，下肢外展力量练习，膝关节稳定性练习等。（5）过度后仰。蹬地用力时方向不要过度向上，加强核心力量和躯干力量练习。（6）低头含胸。加强肩颈部肌肉力量练习，核心力量、背部，尤其是下腰背肌肉力量练习等。（7）左摇右晃。加强核心力量、臀部力量、踝关节内外翻力量及下肢关节稳定性练习等。（8）上下跳动。采用控制垂直弹跳的练习，如后蹬跑、跳绳等。

八、如何才能避免"跑几步就气喘吁吁"的现象？

答：大部分人跑步强度一旦增大，就会气喘吁吁，这与肺功能、心肌能力等有关，但也与呼吸方法有关。大多数人采用的是"胸式呼吸"，而不会"腹式呼吸"。腹式呼吸，是深层肌肉的呼吸方式，是将代谢后的二氧化碳更彻底地排出，同时增加吸气时的容量，让吸入的氧气深入肺泡，从而提升血氧交换的效率。练习腹式呼吸，首先，应从正确的站姿开始，做到躯干直立，挺胸抬头；其次，从原地的呼吸开始，双手置于胸腹部，体会呼气吸气的感觉，每次尽量将气完全呼出和吸入，反复练习；最后，从慢跑开始，逐渐体会腹式呼吸的感觉，之后增加强度，不断体会。

九、室外跑 VS 室内跑步机跑，哪一种跑步方式更好？

答：对于健身跑爱好者而言，有人喜欢在室外跑，而有人喜欢在跑步机上跑。这两种方式各有利弊。室外跑空气新鲜，并且多与跑友相伴，心情舒畅，怡然自得；但室外场地条件各异，路面难免湿滑、凹凸不平等，容易造成损伤。跑步机上跑，不受天气、环境、跑友等因素影响，可以自由支配；同时跑步机的跑带平整，对膝关节损伤小，也可以实现人机对话，使健身者了解自身的运动强度，合理把控等。其不足在于受限于室内的封闭空间，开放性、自由性欠缺等。可见，是选择室外跑还是跑步机上跑，因人而异、因事而异。

十、跑步时，是否该用前脚掌着地？

答：跑步的着地方式分为前脚掌先着地、足跟先着地及全脚掌着地三种形式。一般而言，建议采用足跟先着地的方式。这是因为足跟先着地，容易维持身体平衡，并且相比于前脚掌先着地，身体不容易疲劳；但足跟先着地相比于前脚掌先着地对关节的损伤更大，因此，建议穿鞋跟有气垫的跑鞋，以起到一定的保护作用。

十一、跑步时手臂摆动的幅度是不是越大越好？

答：跑步时手臂的摆动幅度应该适中，不宜过大。因为摆臂幅度过大，会影响呼吸节奏，加大能量消耗，容易较早地进入疲劳状态。正确的摆臂姿势应是：手臂摆动时，肩部和手肘保持放松，肘关节呈 90° 夹角；手臂前后摆动，做到"前不漏肘，后不漏手"，两臂的摆动幅度不应超过人体中线。

十二、第一次参加健身走，应该走多快，走多久呢？

答：初次参加健身走的人，首先应该关注的是正确的健身走姿势，而非走多快、走多久。在掌握正确的健身走姿势（躯干直立、挺胸抬头、两臂前后自然摆动、足跟先着地并过渡到脚前掌等）的基础上，保持较慢的行进速度（每分钟约80步），之后慢慢增加速度。第一次健身走的时间控制在40 min左右较适宜，但切不可"贪多求远"，为了达到自己的既定目标，不顾疲劳，过量运动，直至身体疲惫不堪。若如此，既不能达到预期的健身效果，也会影响下一次锻炼的进行，事倍功半。

十三、在健身走时，可以喝水吗？

答：水是生命之源，也是人类生命维系必不可少的重要物质。人体中的绝大多数成分是水分，水分既可以促进人体的新陈代谢，也可以保证人体各器官系统功能的正常运行。对于健身者而言，因为运动中会大量排汗，所以补充水分尤为重要。对于健身走而言，需要补水吗？该如何补呢？

健身走时，人体会流汗。虽然可以排出体内的代谢废物，但身体内的水分和电解质也会随之排出，这时补水则比较重要，但也要因事而异：如果是时间短、强度小的健身走，在运动前补充大约300 mL的温水即可，运动中无须补水；如果是中、高运动强度的健身走，可以每30 min补水一次，但不宜太多，100 mL左右即可；也可以将一小瓶水带在身边，口干舌燥时稍微补充一点。补水时应注意，不要过于频繁补水，以免打乱正常的运动节奏，影响健身效果。

十四、什么时间是步行锻炼的最佳时间？

答：步行锻炼深受不同人群的喜爱，可谓老幼皆宜。作为一种大众化的体育健身形式，步行锻炼的具体时间，并无统一要求。但相关研究证实，有一些时间段，确实是步行锻炼的黄金时间，现予以介绍：早晨空气中二氧化碳含量较高，氧气含量较低，空气质量一般，且早晨刚起床人体的机能尚未完全动员起来，因此，早晨并非锻炼的最佳时间；上午8点至中午12点，下午3点至晚上10点，这两个时间段是步行锻炼的最佳时间。因为在这两个时间段，空气质量较好，人体机能也得以充分地动员，锻炼者的锻炼效果更好。同时，应在餐后进行步行锻炼。运动强度低的步行，可以在餐后 1 h 进行；运动强度高的步行，应在餐后 2 h 进行。

十五、四季健步走应该注意哪些问题?

答：健步走是一项极易开展的体育运动，一年四季均可进行。但由于四季之间存在变换，为了更好地进行锻炼，达到更佳的效果，有些事项还需要注意：春季的天气由寒转暖，早晚气温较低，应尽量避免在一早一晚进行健身走。春风令人舒适，但运动（尤其是大强度运动）时身体会出汗，此时不应脱掉衣服，防止吹风受寒，引起感冒、咳嗽、发烧等症状。夏季气温较高，应避免在中午进行锻炼，尽量在早晚比较凉爽的时间健身。夏季炎热，运动中的人们出汗较多，应及时补充水分。同时，由于排汗过程中，身体的盐分、电解质等也随之排出，应补充适量盐水。秋季空气较干燥，空气中的细菌较多，应选择环境优美、空气质量好的场所进行健身。秋季气温由高转低，健身时应及时增减衣物。冬季天气寒冷，避免一早一晚进行锻炼。锻炼前应进行充分的热身运动，防止运动中出现抽筋、扭伤、拉伤等损伤。

十六、什么时间最适合跑步? 早上、中午还是傍晚?

答：跑步时间还是应根据各人的闲暇时间的安排而定。一般来说，早晨和晚上是大部分人的空闲时间。早晨气温适宜，但空气中氧气含量较低，并不是锻炼时间的首选。傍晚时分，空气中的氧气浓度较高，人体的各机能系统的工作效率较高，较适宜锻炼。中午时分，人体处于短暂疲劳阶段，此时辅以 30 min 左右的午休较为适宜。无论是早晨还是傍晚，锻炼者不应在空腹状态下进行活动，防止引发低血糖、头晕等症状，一般在餐后 1 h 锻炼，效果更佳。

十七、对于初次参加健身跑的人而言，应该如何安排运动时间?

答：初次参加健身跑，每次运动的距离控制在 5~6 km，完成的时间为 30~

50 min，每分钟的配速为 120 ~ 140 m/min，隔一天练习一次，每周保持 15 ~ 24 km 的跑量较为适宜。初学者的练习强度切忌过大。如果速度超过 250 m/min，会导致无氧呼吸增大，不利于达到预期的健身效果，反而会引发肌肉酸痛、肿胀等不良现象。

十八、对于初学者来说，如何安排健身跑的运动强度？

答：很多人认为，隔一天跑一次，运动强度过小，达不到健身效果。其实不然。如果每天都进行较大负荷的运动，长此以往，运动负荷的累积效应会越发明显，身体会感到疲惫、酸痛等，不利于健康。对于初学者而言，更应注意！

不同类型、体质的人们，所承受的运动强度各异，应区别对待：对于女性而言，在生理期的运动强度宜小，一般以慢跑为主，时间在 30 min 以内，怀孕期间的女性，也可进行适宜的运动，但运动强度要小，时间控制在 20 min 以内；青少年人群为了追求健身效果，可以采用"一天强度大、一天强度小"的健身原则，并逐渐增加运动负荷，增强体质；中老年人应采用小强度的锻炼方法，循序渐进，缓缓进行并注意及时调整放松；等等。

十九、在跑步中，应该如何处理好速度与心率、呼吸的关系？

答：心率，是心脏每分钟跳动的次数；速度，是单位时间内通过的距离。正常成年人每分钟呼吸 16 ~ 20 次，心率为 60 ~ 100 次，呼吸与心率的比值一般为 1：4。

在运动中，呼吸、心率与速度关系密切：通常是根据心率控制速度，根据速度调整呼吸，而呼吸又反作用于心率。当心率的增加过快时，表明运动强度过大，此时应降低速度，使身体尽快适应运动强度。速度较慢时，采用正常的呼吸节奏即可。但当速度增加时，应调整呼吸，以适应速度的提升，可采用两步一呼或三步一呼的方式，亦可采用加大呼吸深度的方式；随着呼吸深度和呼吸次数的增加，会将运动时身体产生的代谢物，呼出体外；同时将更多的新鲜氧气吸入体内，经过身体循环将更多的血液和营养物质输送至身体各器官，保证运动的持续进行。

二十、如果想提高健身跑的能力，应该如何安排锻炼计划？

答：在初次进行健身跑的前 2 周里，不要急于增加练习时间和练习距离，而应根据自己的实际情况，选择最合适的练习时间和练习场地。之后，以恒定的速度进行健身跑，时间控制在 25～30 min，速度不做要求，但要坚持不懈。在第 3～4 周的锻炼中，可以将每天的锻炼时间延长 5～10 min，但运动速度保持不变，以身体略微感到疲惫为宜。在之后的练习中，可以逐渐增加练习速度，延长练习时间，但应循序渐进，且身体若出现中度以上的疲劳感时，应调整练习负荷。严重时，须及时寻求医疗救护。

二十一、冬季户外跑步需要注意哪些方面？

答：冬季气温较低，进行户外跑步有几点需要特别注意。一是要避免清晨跑步。这是由于清晨气温低、空气质量不好，且人体各器官进入工作状态较慢，建议在上午 10 点之后或下午 5 点之后再进行跑步。二是注意运动频率和强度。一般两天跑一次，每次 4 km 左右，运动时间控制在 50～60 min。

二十二、在跑步中感到呼吸困难，是否已达到身体极限？

答：很多人在跑步后不久，会感到四肢乏力、头昏、呼吸困难等，其实这是身体出现"极点"的反应。极点是指在运动后的一段时间，内脏器官尚未达到较高的工作效率，导致体内氧气不足，身体出现轻微失调的现象。出现极点后，可以通过改变呼吸频率、加深呼吸深度、降低运动强度等方式进行调整，之后身体会出现轻松舒缓的现象，称为"第二次呼吸"。在此之后，如果身体感觉不适，表明体能已接近极限，应立刻进行放松调整。

二十三、如何在健身跑中选择适合自己的步长与步频？

答：一般认为，在健身跑中，一个人的最佳步频是 180 步/min，最佳步长是身高的 1.1 倍。对于个体来说，可以采用以下方法测算出自己的步长和步频。首先，记录自己最惯常的跑步方法的步长和步频，要注意步长并不是跑一步量一次，而是记录 1 min 的跑动距离，除以步频得出；其次，采用标准的步长和自己最舒适的步频，测算出步频和跑动距离；最后，采用标准的步频和自身最舒适的步长测量步长和跑动距离。将三次测量的成绩进行比较，选择自己感觉轻松并且跑动距离较远的，也可以是三组数据中的任意一组。之后，可以根据自身的实际和跑动能力的提升，灵活调整步长和步频。

二十四、青年人在健身跑中，怎样才能合理地分配自己的体力？

答：青年人在健身跑中，应根据不同的跑动距离，合理地分配自身的体力。如果是短距离跑，一般先进行热身慢跑，大约 15 min。之后，通过拉伸、徒手操等准备活动，充分活动各关节（尤其是下肢关节）。整个过程保持最快速度的 75% 即可，在最后的 100 m 左右的距离，进行最大速度的 90% 左右的冲刺。如果是中长距离跑，刚开始时应保持较慢的速度，跑完 1/3 的距离时，可转入中速跑（保持匀速），在最后的 100 m 左右再提高速度，完成冲刺。

二十五、采用哪些跑步动作，可以瘦小腹？

答：腹部、臀部是较容易堆积脂肪的部位。下列几种跑步动作，对瘦小腹有一定的帮助。跑步时双手的手指自然张开，轻轻拍打小腹，尤其是脂肪较多的部位。拍的时候力度要小，稍微拍打即可。然后手握空拳，继续轻轻拍打。在跑步的时候穿着紧身衣，然后双手反方向在腹部画圈按摩，大约 50 圈后再反方向进行，反复交替直至跑步结束。

二十六、身体出现什么情况时，就不要去健身走了？

答：女性例假期间就不要去健身走了，月经的到来会使女性自身的情绪处于低落状态，身体的各项机能都低于平时的水平，在经期仍进行运动锻炼的话，很容易造成痛经和月经失调等症状，从而影响正常的生活和工作。

感冒期间也不要再去健步走了，很多人认为感冒只是一种常见的小病而已，无关紧要，出一身汗，感冒就好了，其实这是不对的。当我们感冒时，要多休息，很多人不注意仍然出去运动，使得感冒加重并引发心肌炎。在自我感觉身体不适的状况下，不要再去健步走。如果出现身体无力、头晕等症状，应该马上休息或去医院进行检查。拖着不舒服的身体进行锻炼不会使自身的难受得到缓解，相反，会使不舒服的感觉加重，严重时会出现生命危险。

二十七、健身走中出现扭伤，该如何处理？

答：扭伤关节在日常生活中非常常见，特别是在进行运动的时候。而扭伤可大可小，如果能够很好地处理好扭伤，也就能够很快很好地恢复。下面介绍几种急救措施：

若在健步走中发生踝关节扭伤，应立即停止运动，寻找附近合适的治疗环境，首先是冷敷，最好用冰，在没有准备的情况下可用水代替；然后用冷湿布包敷；最后加压包扎抬高患肢。为防止再度发生踝关节扭伤，可在跑前贴上肌贴，鞋底外侧后半段垫高 0.5 cm，以保护韧带。

腰部扭伤，需要静养，对局部冷敷，尽量采取舒服体位，或者侧卧，或者仰平卧屈曲，膝下垫上毛毯之类的物品，止痛后，最好找医生进行治疗。

二十八、健身走中出现中暑，该如何处理？

答：健步走过程中，如果发生了中暑情况需要做如下处理：

当有先兆或轻度中暑时应立即停止运动，迅速离开高热环境，移到荫凉通风处仰卧休息，解开衣扣、腰带、敞开上衣，服用解暑片或藿香正气丸，或饮用清凉饮料、淡盐水等。

如果病情较严重，应移到阴凉处平卧，须抬高下肢，以增加回心血流量。之后，再根据不同的症状，采用不同的处理方式。出现肌肉痉挛时，可以牵伸痉挛肌肉，使之缓解，服用含盐清凉饮料。同时，头部用冰袋或冷水敷，并且用冷水或冰水擦身体到皮肤微微发红，在额、颈、腋下和腹股沟等处用冰袋敷，也可用25%～40%酒精擦浴，加速散热。每10～15 min测量一次体温。

如有晕厥现象，可针刺或点掐人中、涌泉、中冲等穴，并迅速送医院急救。

二十九、健身走中出现体温过低情况，该如何处理？

答：首先，应该冷静判断自身体温过低的原因。

在健步走的过程中，造成体温过低的原因可能会有很多种，如果健步走的地点在山上，很可能是外界环境所致，如山上的温度偏低，而自身的保暖装备比较单薄，热量没有做到及时补充，散热大于自身的发热。在这种情况下，如出现体温过低的状态，就应该及时补充热量，喝一些热水，吃一些高热量的食品，如巧克力、能量棒或者功能型饮料；还有就是不要继续健步走，可以下山或者找一些暖和无风的地方恢复体温，也可以多人相拥，帮助自身快速恢复体温。

如果不是外界环境造成的体温过低，那就应该注意了，因为这很可能是由血糖过低或者脾肾功能下降引起的。通常会感到头晕、无力、缺氧，严重的甚至会出现休克死亡等症状。

所以，如果在健步走的过程中，突然感觉到以上症状时应立即停止健步走，进行休息，或选择就医治疗。

三十、健身走中遇到蚊虫叮咬或者植物刺伤，该如何处理？

答：可以用风油精或清凉油擦拭蚊虫叮咬处。被植物刺伤后首先用大量清水冲洗，如果方便，可以用酒精棉消毒；如果被刺伤后有红肿发炎，可能是感染了细菌，应及时就医。

三十一、冬季开展健身走跑锻炼，需要注意哪些方面？

答：冬季气候寒冷，体内新陈代谢功能旺盛，是各种疾病的高发期，加强身体锻炼的同时应注意做些保护措施：

锻炼前进行充分的热身准备。冬季进行健身锻炼尤其室外运动首先要做充分的热身准备，如慢跑、徒手操、轻器械少量练习等，使身体发热、微微出汗后再进行较大强度的健身运动，热身不充分往往造成肌肉拉伤、关节扭伤。

衣着厚薄要适宜。冬季进行健身走跑锻炼要特别注意胸、背、脚部保暖，在室外进行健身锻炼时更要注意保暖，锻炼完切忌吹风，应尽快到室内擦干汗水，换上干净的衣服。

运动时及时补水。冬季空气相对干燥，在进行健身走跑锻炼前应适当补充水分，但是如果在运动时喝热巧克力或咖啡易导致身体失水，因此，运动时应补充普通的饮用水或运动饮料。

环境要清洁舒适。在室内进行锻炼一定要保持室内空气流通、新鲜。另外，冬季易煤烟弥漫、空气浑浊，在户外健身走跑锻炼的同时要注意气候条件，风沙、雨雪或冷空气时要避免室外锻炼，室外锻炼应选择向阳、避风的地方。

根据体质。心脑血管病患者应禁止做剧烈运动，要循序渐进。患呼吸系统疾病（如慢性支气管炎、肺气肿、哮喘、肺病、低血压等）应避免静力性运动，冬季锻炼要严格坚持用鼻呼吸，避免冷气直侵肺部。患风湿性或类风湿关节炎的患者进行锻炼时，疼痛关节部位要注意保暖。

三十二、有人说，"没有修复的运动等于慢性自杀"，这句话对吗？

答：这句话是有道理的。运动可以提高身体机能，为机体带来很多益处，但是过度的运动，不注重日常保健会带来损伤。运动时要根据个人情况设置运动量上限，运动量上限是让健身安全、有效的必要措施。运动后可以做一些理疗消除疲劳，并且适当补充营养，使机体得到恢复并保持较好的状态，为下一次运动做准备。

三十三、跑步造成的腰背肌劳损，应该如何预防与治疗？

答：为预防跑步造成腰背肌劳损，跑步前应做充分的准备活动，先慢跑使身体适应后再快跑；跑步过程中身体放松，保持正确的跑步姿势；跑步后要拉伸腿部及腰背部的肌肉，放松肌肉。另外，平时加强腰背部肌肉力量的锻炼，如做一些前伸、后仰、左右侧弯、腰部旋转等动作，日常生活中应避免长期保持一个姿势。

腰背肌劳损后应注意：避免过度劳累，矫正不良姿势；适当进行功能锻炼，如腰背肌锻炼，防止肌肉张力失调；可以做一些理疗、按摩等舒筋活血疗法。

三十四、跑步结束后，可以立即用餐吗？

答：跑步结束后，运动神经中枢处于较兴奋的状态。在它的影响下，控制内脏器官活动的副交感神经系统则加强了对消化系统活动的抑制。同时，人体内的大部分血液较集中地供应运动器官的需要，腹腔内的各器官的供应量较好。如果此时进餐，会加重消化器官的负担，引发消化功能紊乱并有可能引起其他并发症。因此，正确的做法是在运动后的 20~30 min 进餐。

三十五、"夏练三伏"，适宜老年人吗？

答：老年人脏器功能逐渐消退，体内水分比青壮年减少 15% 左右，抗热能力远低于年轻人。因此，在高温天气下锻炼身体，老年人的中暑概率远大于年轻人。此外，老年人血液浓度高、心脑血管疾病患者的比例较高，在高温条件下体内血液的浓度、黏度均会升高，易引发脑血栓、心肌梗死等症状。老年人在夏季锻炼，应避开高温时段，选择早晚凉爽的时间段，运动时间不超过 30 min；身边应配备人丹、十滴水、清凉油等防暑药品，以备不时之需。

三十六、健身走锻炼需要专业的健步鞋吗？

答：健步走是一项全身参与运动的体育项目，但运动最多的部位是足部。因此，选择一双专业的健步走鞋，对于舒适、愉快地完成健步走，有十分重要的意义。选择鞋子时，应注意不要压脚背，鞋前和鞋跟距离脚应有 0.5 cm 的间隙，鞋后跟要有弹性，鞋子前后翘起并对称；大脚趾与鞋接触适度，鞋带不能勒脚背，鞋垫应稍厚且有弹性等。

三十七、配备户外防晒用品对于健身走跑重要吗?

答:健身走跑的活动场所,大部分在户外,难免会受到阳光照射。通常来说,适度的阳光照射,可以促进人体维生素 D 的生成,而维生素 D 是人体吸收钙的重要物质,对健康有利。但如果阳光照射皮肤超过 2 h,受到照射的皮肤有患上癌症的风险。因此,在户外进行健身走跑,应配备一定的防晒用品。防晒用品一般包括防晒霜、防晒服、帽子、太阳镜及遮阳伞等。

防晒霜是户外运动者最青睐的防晒用品之一。选择防晒霜时,应根据个人的肤质确定:油性皮肤适宜水状防晒霜,干性皮肤适宜干性防晒霜。防晒霜一般有两种分类。一种是依据防晒伤程度,即 UVB 系数。如果长时间在户外暴晒,应选择 UVB 系数 50 以上的产品。如果是长时间但不是暴晒,可以选用系数 30~50 的产品。如果阳光较弱且运动时间较短,系数 30 以内的即可。另一种是依据防晒黑程度,即 UVA 系数,一般用 PA 或 UVA 星级来表示。为了防止肌肤晒黑,一般选择 PA+++或 UVA 五星级以上的防晒霜。

三十八、在健身走时,是选择矿泉水还是运动饮料?

答:人们在健身走时,随着运动时间的增加、运动强度的增大,会大量出汗。此时,需要及时补充水分。补水时,是选择矿泉水好,还是功能饮料好?抑或白开水好?矿泉水中的矿物质比较高,矿物质离子稍偏碱性。但是矿泉水中的矿物质只有一部分被人体吸收,其他的会流失。白开水是烧煮后的水,饮用后可以轻易地穿过人体细胞膜,促进新陈代谢;饮用白开水,能激发体内脱氢酶的活性,减少机体内乳酸的堆积,使身体感觉舒爽。运动饮料中包含多种成分,有无机盐、氨基酸、多肽和蛋白质等;上述成分可以补充运动中机体流失的物质,可以快速补充、恢复体力。一般而言,矿泉水可以偶尔饮用,但不宜长期饮用,因为其成分有限,不利于机体的恢复;白开水可以饮用,但其补充的程度和范围也有局限性,较适宜于一般强度的健身走;运动饮料较适宜中高强度的健身走,一般在超过 30 min 的运动中,30 min 之后就可以补充运动饮料。运动结束后,适当补充运动饮料，对机体的恢复，也有积极的辅助作用。但饮用运动饮料前，应注意饮料瓶体的相关提示，比如哪些人群不适宜饮用；此外，疾病患者、青少年也应谨慎饮用，尤其是含有激素成分的运动饮料。

三十九、健身走还需要配备什么物品？

答：健步走对场地器材的要求较低。对于随身物品，一般只需要一套舒适的服装、一双适宜的鞋子。如果季节炎热，可在运动前涂抹防晒霜，增穿防晒服（如防晒衣袖、防晒短裤等），戴上防晒帽等。此外，还应随身携带一小瓶水，以便途中补水。

四十、冬季健身跑，需要配备帽子和手套吗？

答：冬季气温低，容易冻伤，应注意防寒保暖，冬季健身跑更应注意。冬季户外运动时，要特别注意保护好头部和手部，帽子和手套是必需品：应选择贴合头部、吸水性好又防风的帽子，避免感冒和耳朵冻伤。手套的选择应以柔软的编织手套为佳，此类手套透气性好，而且可以用来擦汗；不宜选用较厚的手套，因为厚手套戴着不舒服，且透气性差。

四十一、健身跑时，需要佩戴护目镜吗？

答：在跑步的时候，如果带普通的眼镜，容易下滑甚至掉落，引起不便。跑步护目镜是为跑步运动专门设计的，患有近视的跑者，可以佩戴有度数的护目镜，也可以佩戴隐形眼镜＋无度数的护目镜。另外，跑步时可能会有风，患有沙眼疾病的患者，眼睛会迎风流泪，此时护目镜可以起保护作用；有的跑步场所偶尔会扬起灰尘和泥土，护目镜可以抵挡尘土吹入眼睛；太阳光的辐射对人的眼睛有一定的伤害，佩戴护目镜可以在一定程度上缓解辐射造成的伤害等。

四十二、跑步时，是穿排汗衫好还是纯棉衫好？

答：排汗衫也称速干衣。相比于其他汗衫，排汗衫在外界相同条件下，可以将水分快速挥发出去，干得更快，使运动中的人们身体感觉更舒爽。纯棉衫可以很快吸收汗水，不让汗水留在皮肤表面，但衣服会变得越来越湿、越来越重，黏在身上，造成不适。因此，跑步时，尤其是中高强度的跑步时，排汗衫是首选的衣物。而较低强度的跑步，纯棉衫的穿着感会更舒适。但排汗衫的价格较贵，健身者应根据实际情况，各取所需。

四十三、如何选择跑步鞋？

答：跑步鞋一般分为慢跑鞋、路跑鞋和马拉松鞋。慢跑鞋保护性强，重量最重，但最耐磨；马拉松鞋最轻，但保护性差，也易磨损；路跑鞋的性能，介于慢跑鞋与马拉松鞋之间。对于一般的跑友来说，慢跑鞋和路跑鞋是跑步鞋的首选，经济耐用。当然，也要根据个人的喜好，自己穿着最舒适的，就是最适合自己的。

四十四、跑步时需要穿紧身衣裤吗？

答：紧身衣裤最明显的优点是吸湿、排汗、速干，能够迅速分散掉运动中产生的汗水，调节身体的温度和湿度，使身体舒爽。此外，紧身衣裤具有较强的弹性，有助于跑步时收缩肌肉，也使得肌肉在爆发用力时发力到位；减少肌肉的抖动，降低能量的消耗，使机体可以维持更长的运动时间；与肌肤紧密贴合，减少两腿之间及身体各部位之间的摩擦，降低不适感，使跑步运动更加自如、舒适等。

四十五、提高耐力的训练方法有哪些？

答：提高耐力的训练方法一般有两种。一种是间歇跑训练方法，即按照既定的时间要求，完成一定距离的跑步，在进行短暂间歇后，再次进行练习，反复多次。例如，跑友希望以 3 h30 min 的成绩跑完全程马拉松，那么平均跑 800 m 的成绩约为 3 min30 s。在进行耐力训练时，先在 3 min30 s 内跑一次 800 m。短暂休息后，再进行慢跑，时间也是 3 min30 s，之后再进行短暂休息。初次练习时，组数控制在 3~4 组。经过一定时间的训练后，组数可增加至 6~10 组。第二种是长距离慢速跑。可以按照自己最大速度的 70%~80% 进行持续的慢速跑，跑动距离比平时增加 4~5 倍。譬如 800 m 跑预计跑 3 min，那么在平时的练习中，用 800 m 的 80% 速度跑 3 000 m，长期进行，800 m 跑的能力就会提升。

四十六、作为新手，在健身跑训练中应注意哪些问题？

答：很多新跑者，刚开始跑步时，还能遵从循序渐进的原则，适度运动；但往往跑了 2~3 天后，就急于增加运动量，希望可以快速看到健身效果。健身跑是一项持之以恒的项目，长期坚持才有效果。对于初学者，一般要在 2~3 周后，再缓缓增加跑量和强度。在前 2 周的练习中，初学者应注意以下几点：了解自己目前的身体状况，清楚自身适宜多大强度的运动，掌握正确的跑步动作、呼吸方法等；尝试不同时间、场地进行健身跑，确定何时、何地最适宜进行健身跑，如发现问题和隐患及时进行调整；在跑步 1 周后，如果自己的跑步计划和方式已经成形，再利用 1~2 周的时间巩固，为将来的健身打下基础。

四十七、在野外进行跑步训练，应注意哪些方面？

答：在平时跑步中，大多数跑友喜欢在平缓的马路上跑步，也有部分跑友喜欢在野外小径慢跑。野外跑步，没有固定的距离和比赛场地器材的限制，且自然环境更加优美、静谧，使人能够更好地放松身心，深得跑友的青睐。但野外跑步远离城市且周边环境较为复杂、人烟稀少，跑友进行野外跑时，有几点尚需关注：野外跑的道路均为自然形成，路面状况比较复杂，跑步的速度不宜过快，防止发生意外；野外跑的运动强度较大，体力消耗也大，采用的呼吸方法以口鼻同时呼吸为佳；合理分配体能。距离较短的野外跑，可运用先慢后快再慢的方式。距离较长的，可采用快慢交替进行的方式。野外跑的场所远离城市、较为荒凉，最好是跑友结伴同跑，同时尽量选择有手机通信信号的场地，以备紧急联系等。

四十八、参加跑步比赛，应该选择什么类型的运动鞋？

答：根据跑鞋的生物力学特性，可以将其分为提供减震性跑鞋、提供稳定性跑鞋及提供运动控制性跑鞋三种。提供减震性跑鞋通常有柔软的夹层鞋底、较好的减震效果，鞋体较轻，稳定性较差；提供稳定性跑鞋的鞋底通常具有受力均匀的结构或内侧有夹层；提供运动控制性跑鞋的作用主要是对脚踝的保护，防止踝关节内翻，但鞋体较重。跑步比赛一般距离较长，所以建议穿提供减震性跑鞋。

四十九、在参加跑步比赛前，应该如何进行热身活动？

答：参加跑步比赛前，一定要做好充分的热身运动，否则容易引起运动损伤。热身的方式有很多，时间上以 8～10 min 为宜。如果气温较低，准备活动的时间还要再延长，直至身体微微出汗为止。热身的方式有慢跑、深蹲、压腿、跨步跑、关节活动等。

五十、参加马拉松比赛，应该如何分配体能？

答：马拉松比赛的成绩取决于多种因素，最主要的是身体训练水平和全程跑中合理分配体能。前者是通过多年训练积累的"硬实力"，后者是在比赛中的智力体现。一般来说，马拉松跑的速度分配有三种：一是先快后慢型，二是先慢后快型，三是平均型。先快后慢型大多是速度较好的选手，会创造出个人纪录！但这种类型容易造成刚开始速度很快，到后半程速度下降过快、体力不支，有不能完赛的风险。先慢后快型大多可以顺利完成比赛，但由于前半程速度较慢，成绩可能不会太理想，也难以创造个人纪录。平均型在马拉松全程中，速度并非完全匀速，只是变化幅度较小，一般前一个 5 km 和后一个 5 km 的速度波动范围不超过3%。用较高的平均速度跑完的选手，较容易创造优异的运动成绩。

五十一、参加跑步比赛，会出现抽筋现象，如何处理？

答：天气寒冷、气温较低时，在跑步中身体会出现抽筋现象。这是由于气温低，皮肤和肌肉的温度不容易升高，抽筋是自我保护的一种方法，限制人体再进行剧烈的运动，防止更严重的运动损伤。在跑步比赛中，出现抽筋时，首先要放慢速度，其次可采用"左腿抽筋高举右手，右腿抽筋高举左手"的方法。若还没有效果，应缓缓减速直至停止，向医疗志愿者寻求救助。

五十二、跑步结束后，哪些事情不能做？

答：跑步结束后，主要有三件事不能做。第一是不能马上洗澡。因为剧烈运动后洗澡，皮肤会受到刺激，引发血管立刻收缩，使血液循环阻力加大，降低人体抵抗力，容易生病。一般应在跑步结束后 30 min 洗澡。第二是不能大量饮水。大量饮水会加重肠胃负担，使胃液稀释，既降低胃液的杀菌作用，也影响食物的正常消化。喝水速度太快，会加重心脏负担，严重的会导致胸闷腹胀、心力衰竭等。通常跑步结束后，可以少量饮水，并注意缓慢饮用。第三不要抽烟。运动后，人体新陈代谢加快，此时吸烟会使大量烟雾涌入人体，使机体受到一氧化碳、尼古丁等侵扰，使氧气吸收不畅，让人的疲劳感加剧。

五十三、有晨跑习惯的跑者，跑步前能否吃东西？

答：对于习惯于晨跑锻炼的跑者，应在锻炼前适当吃一些东西，主要包括香蕉、葡萄干、含高碳水化合物的运动饮料等容易消化的东西，而且要在用餐后 30 min 再进行晨跑。不要吃糖浆、橘子汁等单碳水化合物食物，此类食物虽也容易消化，但会造成体内血糖突升突降，使人感觉疲惫；含有脂肪、蛋白质的食物也不要吃，因为此类食物不容易消化，运动中会给身体造成负担。

五十四、在健身走与健身跑运动中，如何合理地摄取碳水化合物？

答：在健身走与健身跑运动中要科学地摄取营养。只有将运动与膳食营养有机结合，才能更好地促进健康状况和提高运动能力。

运动与膳食营养补给中，除了适量的蛋白质、脂肪和水外，最重要就是碳水化合物的补充。根据 2019 年版《中国居民膳食指南》，适宜膳食能量构成是：来自碳水化合物的能量为 55%～65%；来自脂肪的能量为 20%～30%；来自蛋白质的能量为 11%～15%。运动时机体主要依靠碳水化合物来参与提供能量，维持运动强度。

与蛋白质和脂肪不同，身体中的碳水化合物储备非常有限，如果运动时人体得不到充足的碳水化合物供应，可能会出现肌肉和肝脏的肝糖储备耗尽，进而导致肌肉出现疲乏无力。如果膳食中长期缺乏主食还会导致血糖含量降低，产生头晕、心悸等问题。同时，碳水化合物缺乏还会导致蛋白质被燃烧供能，不能发挥蛋白质构成生命活性物质的功效，影响人体健康。因此，只有在运动前和运动后充分摄入碳水化合物，才能保持人体足够的糖原储备。

然而，很多人认为摄入碳水化合物会导致发胖，因此，往往减少对碳水化合物的摄入。事实上，人长胖的一个主要原因是总热量的摄入量超过了消耗量。特别提醒那些想通过健身减肥的女性，切忌空腹运动，运动后更要进食足够的主食。作为运动膳食营养的一个普遍共识。

五十五、在锻炼前，该如何喝水？

答：运动之前应该多喝水，可以在运动前 2 h 补充 500 mL 左右的白开水，这样能够让体液平衡和渗透压调节到最佳状态。另外，如果进行的运动并不是十分剧烈的话，可以适当减少饮水量，如果是在夏天，气温高消耗大的时候，可以适当增加饮水量，以自己不感觉口渴缺水为宜。

五十六、锻炼期间，该如何喝水？

答：运动中新陈代谢速度加快，水分流失速度加快，应该 15～20 min 补充一次水，每次以 100～150 mL 为宜。一般运动中可以喝淡盐水，如果运动时间较长、强度较大的话，可以喝运动型饮料，帮助补充体力。运动中喝水一定要遵循少量多次的原则，一次大量喝水，容易加重心脏、肾脏负担。

五十七、锻炼结束，该如何喝水？

答：运动后补水也要采取少量多次的方法，由于水分流失的同时，体液也在流失，体液包含钾、钙、钠、镁等电解质，也随之流失。因此，也可以选择补充些运动饮料（稍加盐的凉开水或低糖饮料也可）。但是，饮料的含糖量不能过高，因为糖的浓度过高，会使饮料在胃中停留的时间过长，反而使水分不能及时进入体内。一般而言，夏天饮料糖的浓度不宜超过5%，最好在2.5%左右，冬天则可在5%～15%，这样可以使饮料缓慢地通过胃，能够较稳定地供应，保持体内的糖和水分的平衡。

五十八、儿童在锻炼后，应如何补充营养？

答：儿童处于生长发育阶段，生理机能还不完善，对营养物质的吸收、储备、代谢和调节能力都不如成年人，如果经常进行大量的、长时间的运动而不注意合理的营养补充，容易导致营养不良。当然，如果缺少体育锻炼，也有可能导致体质不好、肥胖等问题。

儿童在运动时主要的能量来源于碳水化合物，也就是我们通常所说的主食。同样，儿童在运动后最需要补充的也是碳水化合物。运动后可以吃富含碳水化合物的食物，如米饭、馒头、土豆、红薯、香蕉等。但要注意减少非主食类的甜品的摄入量，养成健康的饮食习惯。

随着经济的发展，我国人民物质生活得到了极大的改善。一般对于城市儿童来说，除非特别挑食的孩子，基本上不存在蛋白质摄入不足的问题。对于喜欢运动的儿童，家长要注意给儿童补充优质蛋白质。优质蛋白质指蛋白质中的氨基酸利用率高，各种氨基酸的比率符合人体蛋白质氨基酸的比率，这种蛋白质更容易被人体吸收利用。例如，动物蛋白质中的蛋、奶、肉、鱼等及大豆蛋白质。日常生活中将豆类食物和谷类食物同食则可互补有无，提高食物中蛋白质的利用率。

不管是儿童还是成人，在运动中或者运动后都会产生很多汗液，汗液中除了水分外，还含有较多的钾、钠、钙、镁等矿物质。在锻炼后除了补水外，还要及时补充无机盐。建议儿童在运动后补充含有钠、钾的运动饮料或果汁，并且在补充时应该少量多次，不应该在运动中或者运动结束后暴饮。

儿童阶段应该保证矿物质的摄入，一般来说，可以通过平衡膳食来满足需求。儿童的骨骼生长较快，因此，应该加大钙的摄入，运动后尤其应该注意。儿童补钙可以通过喝鲜奶或酸奶等奶制品获得。

运动会导致维生素的消耗增加，因此，在运动后应该注意对儿童维生素的补充。通常平衡的膳食能满足儿童对维生素的需求，在运动后可以吃水果、绿叶蔬菜、鱼、蛋类等进行补充，在水果和蔬菜上尽量保证品种的多样化。

五十九、中老年人在锻炼后，应如何补充营养？

答：营养是运动的物质基础，没有营养支持的运动，对中老年人甚至是不利的，如运动时，蛋白质摄入不足，加速肌肉的损伤和丢失，也会增加中老年人摔倒、骨折等风险。很多经常运动但身体素质没有好转的中老年人，往往是重运动而轻食疗的人。每天花上几个小时运动，吃的却粗茶淡饭，讲究清淡，以素食为主。很多中老年人饭量减少了，胃肠的消化吸收能力也减弱了，而且睡眠的时间也在减少，所以造成上了年纪后免疫力的下降，容易生病。中老年人血容量的减少，容易造成四肢供血不足，因此，中老年人相对怕冷，穿的衣服也较多。中老年人运动后，四肢暖和起来是因为血液供应明显充足，而这时内脏尤其是心脑，这些对血液供应需求量大的脏器，就会相对缺血。运动并没使血容量增多，而是使血液重新分布，运动时间过长，中老年人就会出现头昏、心慌、气短、虚汗等心脑明显缺血的症状。

中老年人在锻炼后，以及日常生活中的营养补充建议如下：

（1）每日摄入果蔬5种：对于中老年人来说，每天摄入食物总量中应有1/3是蔬菜水果。一天应该吃5种不同的蔬菜水果，其中每种蔬菜水果应食用80 g。保证每顿饭应当有一到两种蔬菜，而水果则该放在两餐之间吃而不是饭后，这样有助于保持血糖的稳定。

（2）多喝奶：中老年人每天饮食中有1/8应为牛奶和奶制品。最好能保证

400 mL 的牛奶、酸奶摄入量，底线则是 250 mL。奶酪则是浓缩的奶精华，一般来说，10 g 奶酪可以折算成 35 mL 牛奶。

（3）主食换着吃：中老年人的一日三餐中，都要有主食。一般来说，早餐最好吃容易消化的发面食品，如馒头、花卷等；中午可以来点米饭和面条；到了晚上，低热量的土豆、红薯就是很好的选择，其中富含的膳食纤维还可以促进肠胃蠕动，保证第二天排便顺畅。

（4）适量吃肉：许多人认为，中老年人饮食越清淡越好，尤其对于肠胃功能减弱的老年朋友，吃得过于油腻不易消化，而且容易增加心血管疾病风险，其实也不完全正确，老人吃得过分清淡，体内的血红素含量就会降低，容易引发缺铁性贫血。另外，缺肉还会降低老人的身体免疫力，使体质下降，更容易受到疾病的侵袭。很多老人喜欢锻炼，锻炼会消耗能量，如果长期不吃肉，更没有足够的体力锻炼身体了。

（5）中老年人在饮食上应搭配些软的、烂的、易消化的食物，促进营养的吸收。

参考文献

[1] 任宝莲，王德平．走跑健身运动全书［M］．北京：北京体育大学出版社，1999．

[2] 刘文娟，崔建强，黄秀凤．走跑健身法［M］．北京：北京体育大学出版社，2004．

[3] 李艳艳．健身走　健身跑［M］．吉林：吉林文史出版社，2015．

[4] 郝跃峰．运动·健步·修养［M］．苏州：古吴轩出版社，2018．

[5] 毕桂凤．走跑运动健身教程［M］．辽宁：大连海事大学出版社，2005．

[6] 杰夫·盖洛威．跑走跑训练法［M］．赵小钊，译．北京：中国轻工业出版社，2017．

[7] 张楠，杨落娃，孙占峰，等．健身走　健身跑　健身路径［M］．长春：吉林出版集团有限责任公司，2011．

[8] 刘国永．对“十三五”时期全民健身事业发展的思考［J］．北京体育大学学报，2016（10）：1－11．

[9] 胡鞍钢，方旭东．全民健身国家战略：内涵与发展思路［J］．体育科学，2016（3）：3－9．

[10] 路毅．马拉松热的文化探源［J］．体育文化导刊，2017（1）：57－60，64．

[11] 李晓霞．全民健身视角下马拉松“热”现象之价值透析［J］．广州体育学院学报，2017（6）：28－30，35．